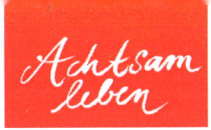

SUSANNE DICKEN

Liebe, Lust und Achtsamkeit

Sexualität bewusst genießen

W0177198

SCORPIO

Susanne Dicken, verheiratet und Mutter von zwei erwachsenen Söhnen, ist Sozialpädagogin, Heilpraktikerin für Psychotherapie, systemische Familientherapeutin, Paar-, Sexual- und Traumatherapeutin in eigener Praxis, Nachsorgetherapeutin für die Kliniken Heiligenfeld sowie »Anwältin für das Kind« am Familiengericht. Sie leitet eigene Seminare und ist die therapeutische Leitung in den Tantra-Massage-Seminaren von Michaela Riedl. Sie hat, in Zusammenarbeit mit Gregor Költringer, eine ganz eigene kombinierte Methode der Körper- und Psychotherapie entwickelt, die westliche mit fernöstlichen Methoden verbindet. Sie unterstützt Männer und Frauen darin, ihre Sexualität zu entfalten, zu vertiefen und den eigenen Schatz, der darin liegt, für sich zu heben. Seit über dreißig Jahren forscht sie auf dem Weg der Heilung und ist dabei immer tiefer in die Themen der Achtsamkeit und Meditation, Selbstannahme und Sexualität eingetaucht. www.susanne-dicken.de

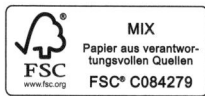
© 2016 Scorpio Verlag GmbH & Co. KG, München
Umschlaggestaltung: Hauptmann & Kompanie
Werbeagentur, Zürich
Layout und Satz: Veronika Preisler, München
Druck und Bindung: Print Consult, München
ISBN 978-3-95803-079-4
www.scorpio-verlag.de

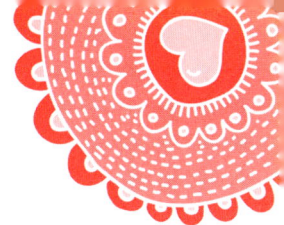

Inhalt

Herzlich willkommen

Bevor Sie dieses Buch lesen, möchten Sie sicher ein Gefühl dafür bekommen, ob es das Richtige für Sie ist. Falls einer oder mehrere der folgenden Punkte auf Sie zutreffen, könnte dieses Buch Sie dabei unterstützen, mehr Freude, Lust und Natürlichkeit in Ihrer Sexualität zu erfahren.

- Haben Sie manchmal das Gefühl, dass Ihnen beim Sex etwas fehlt?
- Kommt es vor, dass Sie mit einem »hungrigen« Gefühl aus einer sexuellen Begegnung herausgehen?
- Fühlt sich Ihr Lustempfinden manchmal wie eingeschlafen an?
- Empfinden Sie Sex als langweilig, eintönig, sogar anstrengend?
- Haben Sie manchmal Schmerzen bei der Vereinigung?
- Kommt es vor, dass Sie einen Orgasmus haben wollen, aber nicht können?
- Haben Sie das Gefühl, Ihre eigenen sexuellen Bedürfnisse nicht genau zu kennen?
- Haben Sie nur Ihrem Partner/Ihrer Partnerin zuliebe Sex?

- Sind Ihnen Ihre Genitalien wenig vertraut?
- Fehlen Ihnen die Worte für das Sprechen über Sex?
- Sind Sie auf der Suche nach neuen Impulsen in Ihrer Sexualität?
- Scheint Ihr Lustempfinden stärker zu sein als das Ihres Partners/Ihrer Partnerin?
- Haben Sie das Gefühl, vor »verschlossenen Türen« zu stehen und den Schlüssel zu Ihrem gewünschten Sexualpartner nicht zu kennen?
- Fühlen Sie sich beim Thema Sex unsicher und frustriert?
- Haben Sie Erektionsschwierigkeiten?
- Neigen Sie zu frühzeitigen Ejakulationen?
- Fragen Sie sich insgeheim, ob Ihr Partner/Ihre Partnerin wirklich Freude an Ihrem sexuellen Zusammensein hat?
- Fühlen Sie sich nach einem Orgasmus/einer Ejakulation eher leer?
- Haben Sie das Gefühl, beim Sex unter Stress zu stehen?

Möchten Sie achtsamer und liebevoller mit sich selbst und Ihren Sexualpartner/innen sein und die Freude an Ihrem Körper und Ihrer Sexualität sowie Ihre erotische Ausstrahlung weiterentwickeln?

Dann sind Sie genau richtig hier, in meinem Buch über achtsame Sexualität! Herzlich willkommen. Zu Beginn möchte ich Ihnen eine kleine Geschichte erzählen, die mich sehr bewegt und berührt hat – und der Einstieg war für meine inzwischen langjährige und tief gehende Beschäftigung mit dem Thema achtsame Sexualität.

Als junge Mutter und Ehefrau las ich in einem Roman von den »ersten Wonnen« eines Mädchens durch die Unterweisung eines jungen Mannes in die Kunst der körperlichen Liebe. Es ist mindestens dreißig Jahre her, und ich fühle immer noch etwas von der Sehnsucht, die ich damals beim Lesen empfand. Der Sehnsucht nach einem natürlichen Umgang mit Sexualität in unserer Gesellschaft, nach einer Möglichkeit für Männer und Frauen, das Wissen von der sexuellen Liebe, der Erotik – von dem, was in jedem Menschen angelegt ist – auf liebevollste und allerbeste Weise zu lernen. Frei von Bildern und Vorstellungen, die Werbung, Liebesfilme und Pornos in uns auslösen, frei von Ängsten jeder Art. In diesem Roman wurde beschrieben, wie ein vom Kreis der Männer geschulter junger Mann ausgewählt wurde, wenn der Zeitpunkt für ein Mädchen gekommen war, die »ersten Wonnen« zu empfangen! Dies wurde als eine große Ehre und gleichzeitig als eine herausfordernde Aufgabe für den Mann anerkannt und wertgeschätzt. Ihm war bewusst, dass er dem Mädchen damit eine besonders wichtige Erfahrung für ihr Leben gab. Das Mädchen wurde von den Frauen vorbereitet. Baden, Ölen und Erzählen gehörten dazu, es gab nichts, was nicht benannt wurde, der Raum wurde hergerichtet, alles glich einem großen Fest. Hinter Vorhängen saßen ältere ausgewählte Frauen und achteten darauf, dass nur das Allerbeste für das Mädchen geschah. Die ganze Nacht! Für die jungen Männer wurden besondere Frauen des Stammes gewählt, die bereit waren, diese so lange – über Wochen oder sogar Monate – in der Kunst der Liebe zu unterweisen, bis sie bereit waren, anderen und eben auch den jungfräulichen Frauen zu begegnen. Auch für den Jungen, der zum ersten Mal die Liebe erleben durfte, wurde ein großes Fest ausgerichtet, und er wurde im Kreise der Männer vorbereitet. Auch da gab es nichts Unausgesprochenes, wobei es unter Männern naturgemäß anders zugeht als unter Frauen.

Vielleicht löst diese Geschichte bei Ihnen etwas Ähnliches aus wie damals bei mir. Mir geht immer noch das Herz auf, und ich fände es wunderbar, wenn es auch in unseren Breiten ein bisschen mehr so sein könnte. Unsere Sexualität hat diese liebevolle Aufmerksamkeit verdient. Wir sollten ihr mit Respekt, Wertschätzung und in aller Natürlichkeit, deren wir fähig sind, begegnen, und das Erlernen der Kunst der Erotik und körperlichen Liebe sollte für jeden, der das möchte, eine Selbstverständlichkeit sein. Sexualität ist, angefangen mit dem eigenen Körper, in unserer – doch eigentlich so aufgeklärten – Gesellschaft nach wie vor mit so viel Unsicherheit, Ängsten, Nichtwissen, Scham und Tabus belegt. Die christlichen Kirchen mit ihrer rigiden Sexualmoral, aber auch die moderne Emanzipationsbewegung haben einiges dazu getan: vom Verbreiten des Glaubens, dass alle Menschen sündig sind, bis hin zu der These, dass jeder Mann ein potenzieller Vergewaltiger ist. Trotz all dieses »Ballasts« in unseren Köpfen haben die meisten von uns auch schöne sexuelle Erfahrungen gemacht und genießen die körperliche Liebe, so gut es ihnen möglich ist. Dabei ist der Sex mal Lust, mal Frust, mal ohne Worte, mal ohne Bedeutung, dann wieder voller Liebe, Leidenschaft, Nähe und Freude! Doch halten Scham und Tabus, Unsicherheit und fehlende Übung im Sprechen über die eigenen Bedürfnisse uns häufig davon ab, weiter zu erforschen, was in unserem Sexualleben noch mehr oder anderes möglich wäre. Erst in den letzten Jahren rücken die Themen Sex,

Tantra und Liebe zunehmend in die Öffentlichkeit. Menschen sprechen und schreiben offen von ihren sexuellen Erfahrungen und tragen dazu bei, dass auch andere sich auf den Weg machen und genauer hinschauen, um Hemmungen zu überwinden und sich selbst besser kennenzulernen.

Mit diesem Buch möchte ich Ihnen kleine Impulse geben, wie Sie auf einfache Weise Achtsamkeit für sich selbst in der Sexualität nutzen und dadurch neue lustvolle Wege entdecken können. Dazu reicht ein wenig Experimentierfreude, um sich selbst und auch Ihrem Partner/Ihrer Partnerin im Alltag mit neu erwachter Neugierde und Aufmerksamkeit zu begegnen. Es ist mir eine große Freude, einen Teil meines Wissens und meiner Erfahrungen mit diesem Buch in die Welt zu bringen, um die Freude vieler Menschen an der Sexualität zu stärken und zu nähren.

Ab jetzt gehe ich in der Anrede zum persönlichen Du über, weil Sexualität ein so intimes Thema ist, dass mir das förmliche Sie zu distanziert scheint, und ich hoffe, du bist damit einverstanden.

Neben allgemeinem Wissen über Sexualität, über Männer und Frauen, das ich dir vermitteln möchte, werde ich dir im Verlauf des Buchs immer wieder Fragen stellen, die du als Anregungen nehmen kannst, um dich selbst besser kennenzulernen, und ich werde dich zu kleinen praktischen Übungen einladen. Du kannst das Buch für dich alleine nutzen, um dich mit dir selbst auf eine kleine Entdeckungsreise zu begeben, und du kannst es mit deinem Partner/deiner Partnerin nutzen, um miteinander achtsame Sexualität zu üben. Egal ob du langjährige, wechselnde, gegen- oder gleichgeschlechtliche Sexualpartner/innen hast, bei jeder Begegnung kannst du üben, für einige Momente achtsam zu sein.

Ich verwende für die Genitalien Worte aus dem Sanskrit. Bei der Frau steht der Begriff *Yoni* für die innen liegende Vagina sowie für die inneren und äußeren Venuslippen, die Klitoris mit ihren tief nach innen führenden Schenkeln, die Gebärmutter, die Eierstöcke, den Beckenboden und alle im Becken befindlichen Organe. Beim Mann bezeichnet das Wort *Lingam* Penis, Hoden, Damm, Prostata sowie den gesamten Beckenboden und alle darin befindlichen inneren Organe. Ein Vorteil dieser Wortwahl ist, dass die Worte Yoni und Lingam, im Gegensatz zu Penis und Vagina, für die meisten von uns unbelastet sind, frei von – auch unangenehmen – Erfahrungen aus der Vergangenheit. Außerdem gibt es keine adäquaten Ausdrücke in der deutschen Sprache, die jeweils die gesamten Genitalien umfassen.

Ich habe mich nach langer Überlegung dafür entschieden, die etwas sperrig zu lesende Form dein Partner/deine Partnerin zu wählen. Damit möchte ich deutlich machen, dass dieses Buch für Menschen jeglichen Geschlechts – ob Frau, Mann, inter- oder transsexuell – geschrieben ist, egal mit welcher sexuellen Ausrichtung, ob mit heterosexuellem, lesbischem oder schwulem Leben, mit bisexueller Neigung oder eben auch ganz anders. Jede/r darf sich angesprochen fühlen.

So, der erste Schritt in Richtung achtsamer Sexualität ist getan, du hältst dieses Buch in deinen Händen. Der Weg zu einer erfüllten Sexualität beginnt mit dem Wunsch, etwas ändern zu wollen, und mit der Bereitschaft, Neues auszuprobieren. Die Basis dafür sind Ehrlichkeit dir selbst gegenüber sowie das Interesse daran, wie dein Körper – und der deines Partners/deiner Partnerin – sexuell reagiert. Ich wünsche dir viele wunderbare Entdeckungen.

Das vorliegende Buch ist kein wissenschaftliches Werk und in keiner Weise vollständig. Es möchte ein Einsteigerwerk zum Thema achtsame Sexualität und Sinnlichkeit sein und erste kleine Schritte auf diesem Weg zeigen. Der Inhalt basiert auf meinen Erfahrungen mit mir selbst, meinem Partner und den Menschen, die mir in meiner Praxis ihr Vertrauen schenken, sowie auf meinen Ausbildungen und ausführlicher Literaturrecherche. Es ist dir als Leserin und Leser überlassen, den Inhalt dieses Buches als Anregung zu verstehen, dein sexuelles Erleben, deine Sinnlichkeit durch das Üben von Achtsamkeit zu vertiefen. Alle beschriebenen Übungen sind Einladungen und können von dir nach deinen Bedürfnissen abgewandelt oder auch lediglich als Inspiration gelesen werden. Dein Selbstschutz und die Achtung deiner eigenen Grenzen und Bedürfnisse sollte deine allerwichtigste und einzige Orientierung dabei sein. Solltest du durch dieses Buch auch nur eine winzige Anregung zu mehr Fülle in deiner Sexualität und Sinnlichkeit erhalten, so hat sich für mich das Schreiben schon gelohnt.

1

Sexualität heute

Was wir üblicherweise vermittelt bekommen ...

Es gibt Kochschulen, Yogaschulen, Hundeschulen, doch nirgends eine Schule, in der wir lernen können, wie liebevolle, achtsame, abwechslungsreiche und erfüllende Sexualität gelebt werden kann. Wenn überhaupt, haben die meisten von uns Sexualkunde nur im Rahmen des Biologieunterrichts in der Schule gehabt und dort in erster Linie »technisches« Wissen über die Anatomie der Geschlechtsorgane, den Geschlechtsakt, Empfängnisverhütung und sexuell übertragbare Erkrankungen erhalten. Mit den Eltern über Sex zu sprechen, war häufig mit zu viel Scham und Tabus verbunden. Und so sind wir – meist als Teenager – eher mäßig aufgeklärt in unser Liebesleben gestolpert. Wenn wir Glück hatten, waren unsere ersten sexuellen Erfahrungen von Glück und schönen Gefühlen geprägt, aber vielleicht haben auch Unsicherheit, Schuldgefühle, Verlegenheit und die Angst davor, entdeckt zu werden, überwogen. Hier stellt sich die Frage, wie eine gute Vorbereitung für das erste Mal aussehen müsste? Wie können wir – am besten schon als Kinder und Jugendliche, aber auch später als Erwachsene – einen natürlichen Umgang mit Sexualität finden, ohne dabei unsere intimen Grenzen zu übertreten? Wo können wir anwendbares Wissen und praktische Kenntnisse für unser Liebesleben entdecken?

Die heutzutage häufigste und am leichtesten zugängliche Art, eine Anleitung bzw. einen Eindruck zum Thema Sexualität zu erhalten, sind Pornos. Studien zufolge sind in unserem Kulturkreis Pornoseiten der meistgenutzte Bereich im Internet. Die Filme und Videos laufen in der Regel nach dem immer gleichen Schema ab und zeigen innerhalb von wenigen Minuten eine Abfolge von Sexualpraktiken, die uns allen auf die eine oder andere Art schon Lust bereitet haben. Dabei reduzieren sie Sexualität zumeist auf diese Praktiken und zeigen sie nicht eingebettet in ein sinnliches Liebesspiel, sondern wie abgespalten von möglichen emotionalen und körperlichen Grenzen und Bedürfnissen der Darsteller. Mit Achtsamkeit hat das nichts zu tun. Pornos haben durchaus ihren

Sinn und ihre guten Seiten. Doch dadurch, dass alles, was zur leidenschaftlichen Sexualität dazugehören kann, hier so einseitig und reduziert dargestellt wird, muss jeder Mensch, der sich und seine Sexualität ausschließlich darüber definiert, auf Dauer unerfüllt und hungrig bleiben. In dieser Art der Darstellung, die ja durchaus stimulieren kann, zeigt sich schlicht der Mangel an Wissen in unserer Gesellschaft, wie viel mehr in der Sexualität möglich und wunderschön sein kann.

Ein weiterer Stolperstein auf dem Weg zu einer erfüllten Sexualität ist, dass die allgegenwärtigen Medien uns vorgaukeln, dass wir für eine gelungene Sexualität vor allem dem vermeintlich schönen Ideal der Models entsprechen sollten: schlank, braungebrannt, jung, erfolgreich, dynamisch, gesund und frei von Behinderungen. Die Zahl der Schönheitsoperationen steigt auf fast schon groteske Weise, wobei auch unser Intimbereich nicht verschont bleibt, der ebenfalls genormt und gestrafft sein soll.

Nicht zuletzt wirkt sich das schnelle und hektische Tempo, in dem viele von uns leben, auch auf die Art und Weise aus, wie wir mit uns selbst und miteinander Liebe machen. Sexualität wird heutzutage häufig schnell und zielgerichtet gelebt, ein bisschen wie Business, stets auf »Erfolg« ausgerichtet.

Dadurch baut sich eine große Spannung auf, die sich dann – oft nur für die Männer – in einem kurzen Höhepunkt schnell entlädt. Das Ereignis, das wir vielleicht eine ganze Weile herbeigesehnt hatten, ist in erstaunlich kurzer Zeit vorbei. Nur kurz wird die Sehnsucht nach innigem Hautkontakt, Lust und Zärtlichkeit gestillt, doch ein tiefes Gefühl der Sattheit oder körperlichen Erfüllung stellt sich nicht ein. So wird der Sex manches Mal selbst zu einer Quelle von Spannungen, während die Sehnsucht nach körperlicher Erfüllung und nährender Nähe immer stärker wird.

Viele Menschen leiden heutzutage in ihrer Sexualität unter Lustlosigkeit oder Versagensängsten. Besonders Frauen verlieren häufig irgendwann die Lust an der »Sache«. Kein Wunder: Es ist schwierig, in einem Gefühl der Unsicherheit (»Ist alles in Ordnung mit mir?«) und des Zeit- und Leistungsdrucks Lust und Leidenschaft zu entwickeln, geschweige denn zum Höhepunkt zu kommen. Mit der Zeit möchte frau dann gar keinen oder nur noch selten Sex haben, denn er strengt sie mehr an, als dass er sie nährt und befriedigt. Gleichzeitig fühlt sie Druck durch den Partner, der gerne mehr Sex haben würde, was ihre Unlust zusätzlich verstärkt. Es entsteht ein Kreislauf, der ohne neue

Impulse und Unterstützung nur schwer zu unterbrechen ist. Wobei es natürlich auch den umgekehrten Fall gibt: Die Frau möchte mehr Sex und der Mann immer seltener.

Männer sehen es in der Regel als ihre ureigene Aufgabe an, der Frau einen Orgasmus zu verschaffen, »es bringen zu müssen«. Die immer noch klassische Frage von Männern lautet: »War ich gut?« Für sie ist Sexualität eine Möglichkeit, sich in ihrer Rolle als Mann zu definieren, und das ist wunderbar. Doch das, was in der Sexualität zwischen Mann und Frau geschieht, kann so von Halbwahrheiten, nicht hinterfragten Glaubenssätzen und Gewohnheiten geprägt sein, dass der Mann gar nicht die ehrliche Anerkennung erhalten kann, die er in einer sexuellen Begegnung doch ganz selbstverständlich bekommen sollte. Spielt die Frau ihm etwas vor, spürt er das tief in sich drin, auch wenn er es sich nicht eingestehen mag. Eine kurze Triebbefriedigung ist dann zwar möglich, manchmal unterstützt durch Viagra, doch eine tiefe zufriedene Sattheit stellt sich nicht ein. Der oft nicht wahrgenommene Hunger nach Nähe und Verbundenheit, die unbewusst gefühlte Unzufriedenheit der Frau lösen beim Mann Unsicherheit aus und führen dazu, dass er sich noch mehr unter Leistungsdruck setzt und damit in Stress kommt.

Daraus ergeben sich nicht selten Probleme wie frühzeitiger Orgasmus und Erektionsschwierigkeiten mit der Folge, dass der Mann auch im Alltag nur noch schlecht an seine Lust und seine Liebhaberqualitäten anknüpfen kann.

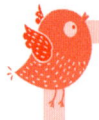

Leistungs- und Zeitdruck, unehrlich sein und »so tun als ob« verhindern nährende Sexualität.

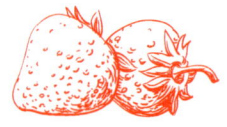

... und wie viel mehr Sexualität sein kann

Den oben geschilderten Tatsachen und Erfahrungen möchte ich mit diesem Buch zur achtsamen Sexualität etwas anderes entgegensetzen. Denn der Wunsch nach lustvoller Sexualität ist in so gut wie jedem Menschen angelegt. Unsere Triebe – und damit auch die Sexualität – sind aufgrund unseres archaischen Überlebenswillens tief im ältesten Teil unseres Gehirns, dem Stammhirn, verankert. Und das heißt: Egal, wie alt, jung, dick, dünn, braun, blass wir auch sein mögen, wir wünschen uns tief im Innern einen liebevollen, lustvollen Umgang mit unserem Körper, was auch immer das im Einzelnen für uns bedeutet.

Genauso wie das Essen, das wir zum Überleben benötigen, spielt der Sex eine ganz zentrale Rolle für ein ausgeglichenes Lebensgefühl, völlig unabhängig davon, ob wir – noch oder überhaupt – Kinder haben wollen oder die Phase der Fortpflanzung bereits abgeschlossen haben: Unsere sexuelle Kraft ist immer eine motivierende und hat viel mit unserer Lebensfreude und Lebendigkeit zu tun. Das zeigt sich schon in der Vielfalt der Themen, die allesamt etwas mit Sexualität zu haben können:

Unsicherheit

Neugierde

Erwartung

Scham

Sich zeigen

Ausprobieren

Langeweile

Wild und zart

Intimität

Fantasie

Spielen

Tränen

Glück

Präsenz

Ekstase

Lachen

Freude

Aggression

Liebe

Ekel

Hingabe

Kommunikation

Lust

Anfängergeist

Schmerz

Stille

Vertrauen

Kribbeln

In meinen Augen ist es eine wichtige Grundlage für ein glückliches Leben, mich auch in meiner Sexualität so anzunehmen und wertzuschätzen, wie ich gerade jetzt bin.

Das kann auch bedeuten, dass eine Person oder ein Paar die bewusste und liebevolle Entscheidung trifft, ganz ohne Sexualität, vielleicht nur mit achtsamer Sinnlichkeit zu leben. Worauf es wirklich ankommt, ist, sich selbst mehr und mehr mit seinen – möglicherweise auch als seltsam empfundenen – Eigenheiten und sexuellen Vorlieben, die vielleicht aus prägenden Erfahrungen, die in der Vergangenheit gemacht wurden, entstanden sind, anzunehmen und lieb zu haben. Und wenn zwei oder mehr Menschen Sexualität miteinander teilen, sollte dies grundsätzlich auf erwachsene, freie und unabhängige Weise geschehen, ohne Manipulation, Machtausübung oder gar Gewalt. Meiner Erfahrung nach finden wir über den Weg der Selbstannahme mit dem, was ist, in eine neue Freiheit und ein neues Lebensglück. Wie genau das gehen kann, werde ich in den folgenden Kapiteln beschreiben. Zuvor möchte ich dir aber mit einer kleinen Geschichte zeigen, dass Sexualität mehr beinhalten kann, als viele von uns je gehört, gelernt oder erfahren haben.

Sinnlicher Leckerbissen

♀ Sie stand am Fenster und schaute in die Morgendämmerung, es war der Moment zwischen Nacht und Tag, wie in einer Zwischenwelt, in der die Zeit stillsteht. Sie fühlte ihren Körper so präsent und bewusst wie selten. Ein leises Vibrieren umgab sie, und sie selbst vibrierte, in sich fühlte sie immer noch ihn, wie er sie, in der Nacht ausgefüllt, innerlich liebkost, genommen und geliebt hatte. Wie er sich von ihr hatte einladen lassen, in die unbekannte Tiefe in ihr, sich hatte umhüllen und nehmen lassen. Ein Schauer überlief sie, als sie daran dachte. Wach, präsent waren sie gewesen und gleichzeitig wie in einem anderen Universum, hatten sich von einer Energie mitnehmen lassen, die sie beide bis zu dieser Nacht nicht gekannt hatten.

Ihr wurde heiß, sie spürte eine Veränderung. Er war hinter sie getreten, berührte sie nur mit seinem Atem, bis sie im gleichen Rhythmus atmeten, sich hörten und fühlten, ohne Körperkontakt. Da ließ er mit quälender Langsamkeit seine warmen großen Hände unter ihr Hemd gleiten, umkreiste ihre Pobacken und strich behutsam an ihren Seiten hoch, bis sich seine Hände vorsichtig wie zwei Schalen um ihre Brüste legten, so vorsichtig, als berühre er das kostbarste und zerbrechlichste Etwas der Welt. Zwei warme große Schalen, die das Gewicht ihrer Brüste liebevoll aufnahmen und einzig durch die achtsame Aufmerksamkeit einen Lustschauer durch ihren Körper strömen ließen. Da standen sie, es gab nichts zu tun, und sie fühlte, dass sie Zeit hatte, dieses Gefühl zu genießen, es gab keine Eile, keine Erwartungen, sie konnte spüren, dass er tatsächlich ganz bei ihren Brüsten, bei ihr, war. Er spürte, wie ihre Brüste auf seine Berührung reagierten, und genoss! Sie wusste nicht, wie viel Zeit vergangen war, als er mit einer Hand beide Brüste berührte, nur um mit der anderen ihr Hemd langsam nach oben über ihren Kopf zu streifen, sein Atem streichelte ihren Rücken, verweilte im Nacken. Sie konnte spüren, wie ihm all das, was er tat, sah und spürte, mit jeder Faser Vergnügen bereitete. Ein leiser Kuss an der Seite ihres Halses unter dem Ohr, Schauer auf ihrer Haut, und wieder hielt er ihre Brüste mit beiden Händen. War bei ihr, mit ihr, sie war bei ihm, mit ihm, sie konnte die Grenze zwischen ihren Brüsten und seinen Händen nicht mehr spüren, es war, als ob sie ein einziges Körperteil wären. Behutsam begann er ihre Brüste zu massieren, zu streicheln, mal zupfte er zart an ihren Brustknospen, um dann, sehr wohl die kommende Lust in ihrem Körper spürend, seine Hände still zu halten. Nach gefühlten Ewigkeiten dieser

25

Wonne schoss ein warmes Gefühl zielstrebig von ihren Brüsten in ihren Unterleib, füllte sie aus, ein tiefes Stöhnen kam aus ihr heraus, ihre Beine gaben für einen Moment nach, sie atmete schneller, bis die Überraschung dieser lustvollen Wärme in ihrem Leib abgeklungen war. Er blieb bei ihr, veränderte nichts, hätte im ersten Moment gerne etwas getan, wie er es gewohnt war, kneten, vorantreiben, ihr Geschlecht berühren, sie absichtlich erregen, auch heute fühlte er sich durch ihr Stöhnen veranlasst, mehr zu tun, ins Tun zu kommen, doch er blieb bei ihr mit seiner liebevollen Achtsamkeit und vertraute auf die Lustfreude ihres Körpers in ihrem eigenen Tempo. Er hatte es in der Nacht erfahren, sie würde ihm schon zeigen, wann es so weit war, etwas zu verändern, zu tun, sie würde sich das holen, was sie wollte, und er vertraute darauf, dass sie einander zeigen und sagen würden, wenn es etwas zu verändern gab. Sie vertraute ihm immer mehr und erlaubte sich, sich auf all das einzulassen, was ihr Körper sie fühlen und wollen ließ. Ihr Atem ging tiefer, die Wärme breitete sich aus, es wurde ein heißer Strom, der zwischen ihren Brüsten und ihrem Geschlecht hin und her floss. Schneller atmend lehnte sie sich nach vorne auf die Fensterbank, spreizte ihre Beine, fühlte die Hitze in ihrer Yoni. Gleichzeitig fühlte sie die Hitze, die er ausstrahlte, streckte ihm ihren Po, ihre Yoni entgegen, wollte Berührung, wollte seinen Körper fühlen, ihr Körper bewegte sich langsam, sinnlich, lockend, voller Genuss an der Lust, die sie durchströmte. Wieder ein besonderer Moment, denn hier hätte sie früher die Vereinigung gewollt, weil sie es nicht anders kannte und nicht erfahren hatte, welche Lust, Leidenschaft, Stille, Tiefe, Verbundenheit, Nähe, Liebe, Ekstase, Töne und Emotionen sich zeigen konnten, wenn sie sich viel mehr Zeit nahmen. Und so atmete sie in die tiefe Lust und Hitze hinein, zeigte ihm ihr Begehren, fühlte, wie sich ihre Yoni weitete, die Lippen entblätterten, sie anschwoll und feucht wurde, alles bereitete sich auf ihn vor und war bereit für das, was da noch kommen wollte …

♂ Er stand am Fenster und schaute in die Morgendämmerung, es war der Moment zwischen Nacht und Tag, wie in einer Zwischenwelt, in der die Zeit stillsteht. Er fühlte sich großartig, Bäume könnte er ausreißen, er fühlte sich so unbeschreiblich männlich. Er dachte an die vergangene Nacht, wie sie in seinen Armen gelegen hatte, ihn spüren ließ, welche Lust er in ihr auslöste. Sie zu erleben, wie sie heißer wurde oder wie sie von Emotionen überflutet in seinen Armen weinte, wie die Lust wie ein Vulkan in ihnen beiden ausbrach, mal mit ewig langer Stille davor, ihre Hitze zu spüren, mal weich wie Butter, mal hart wie eine Zange, ihr Atem, ihre Töne und Leidenschaft, er liebte es, in ihr zu sein und sie dabei anzusehen. Er liebte ihre Lustwellen, ihr dabei zuzuschauen in dem Wissen, derjenige zu sein, der dieses Feuer in ihr entfachen konnte …

Da spürte er ihren Körper, der sich von hinten an seinen schmiegte, ihre weichen Brüste und ihren Bauch an seinem Rücken, ihre Hand, die sich auf seinen Lingam legte, die andere auf seine Brust. Sie stand da einfach und hielt ihn. Er wollte gerne das Gefühl von ihrer Berührung genießen und spüren, seinen Schwanz spüren und was die Berührung mit ihm machte, doch er hatte erst mal damit zu tun, dem Drang zu widerstehen, sich zu bewegen, mit seinem Becken, zumindest ein wenig, zu stoßen, Reibung zu erzeugen … Er atmete tief und blieb einfach bei dem Gefühl des Dranges …, denn er wusste, mit ihr hatte er alle Zeit, um sich mit ihrer Berührung neu zu entdecken, zu entdecken, was noch in ihm steckte … Das wollte er heute ausprobieren, denn er wusste, hier hatte er allen Platz für alle Impulse nach Bewegung und Lust und Miteinander und Vereinigung, sie beide waren auf eine neue Weise inniger und ehrlicher miteinander, als sie es von früher kannten …

2

Der erste Schritt: Entdecke dich selbst

Achtsame Selbstwahrnehmung

Die Basis für eine erfüllte, achtsame Sexualität ist immer eine wache und präsente Eigenwahrnehmung. Nur mit einem guten Kontakt zu mir selbst und meinem eigenen Körper kann ich auch mein Gegenüber wirklich wahrnehmen und spüren.

Wenn ich erkenne, dass ich bei mir selbst anfangen muss und nicht meinen Partner/meine Partnerin für mein sexuelles Erleben verantwortlich machen kann, ist der erste wichtige Schritt getan und eine große Hürde genommen. Wer von uns kennt nicht die Tendenz in sich, von anderen zu erwarten, dass sie für unser Wohlergehen sorgen? Die volle Verantwortung für uns selbst können wir aber erst dann übernehmen, wenn wir uns selbst kennen bzw. auf dem Weg sind, uns selbst kennenzulernen, und zwar mit allen unseren Bedürfnissen, Ängsten, der Scham, den Leidenschaften, Süchten, Abneigungen, Fähigkeiten, Angewohnheiten, vermeintlichen Schwächen, vermeintlichen Stärken und wiederkehrenden Mustern und Gewohnheiten. Damit schaffen wir die beste Voraussetzung für eine erfüllende Sexualität. Diese Reise zu dir selbst ist eine Herausforderung, das erfahre ich immer wieder auch am eigenen Leib. Doch wenn du liebevoll, wertschätzend und mitfühlend mit dir bist, kann sie auch viel Spaß machen. Du erfährst mehr von dir, verstehst dich selbst besser und entwickelst ein anderes Selbstbewusstsein. Ich lade dich hiermit ein, es mit der folgenden Mini-Übung einfach einmal auszuprobieren.

Was jetzt gerade ist

Wenn das nächste Mal das Telefon klingelt, ob am Arbeitsplatz, im Auto oder zu Hause, lenke deine Aufmerksamkeit für einen Moment auf dein Inneres. Nimm für drei Sekunden wahr, was du gerade in deinem Körper fühlst. Spürst du dein Herz klopfen, Nervosität, einen Druck im Kopf, ein Kribbeln irgendwo? Welche Gedanken gehen dir gerade durch den Kopf, hörst du Geräusche im Außen oder auch Körpergeräusche, fühlst du Freude, Trauer, Wut? Oder nimmst du ganz andere Dinge an dir wahr? Es ist eine Momentaufnahme von dir, von deinem Befinden in diesem Augenblick. Danach kannst du ans Telefon gehen, wenn du willst.

Mit dieser kleinen Übung trainierst du deine Selbstwahrnehmung. Wie bei allen Achtsamkeitsübungen geht es auch hier nicht darum, ob das, was du wahrnimmst, angenehm oder unangenehm ist. Wichtig ist, alles so sein zu lassen, wie es gerade ist – schön oder weniger schön oder einfach neutral –, und einfach nur zu beobachten, was gerade geschieht. Obwohl die Übung nur wenig Zeit in Anspruch nimmt, ist sie sehr effektiv, wenn du sie mehrmals am Tag machst. Du stärkst damit nicht nur deine Aufmerksamkeit für dich selbst, sondern wirst mit der Zeit auch immer achtsamer mit deinem Umfeld und in der Sexualität. Du lernst, für dich und deine Bedürfnisse einzustehen, entwickelst neue Handlungsmöglichkeiten und wirst immer authentischer, deinem tatsächlichen Befinden entsprechend. Ich wünsche dir Vertrauen, Mut und immer wieder auch Geduld mit dir selbst auf diesem Weg – und möchte dir gleich eine weitere Übung ans Herz legen:

»ACHTSAMKEITSÜBUNG«

Achtsames Tun
im Alltag

Wenn du dir das nächste Mal die Hände wäschst, nutze diese etwa dreißig Sekunden, die du dafür brauchst, um achtsam und bewusst zu sein: Spüre deinen Griff zum Wasserhahn, wie fühlt sich das Metall an, was spürst du an deiner Hand, welcher deiner Sinne wird vom fließenden Wasser angesprochen? Was hörst, siehst, riechst und fühlst du beim Einseifen, Abspülen, Abtrocknen der Hände? Wasch dir die Hände genau auf die Art, wie du es immer machst, und nimm alles ganz genau wahr, mach dir deine ganz eigene körperliche sinnliche Wahrnehmung bewusst. So fühlt es sich für dich jetzt gerade an, in diesem einzigartigen Moment, der so nie wiederkommt!

Du kannst diese Übung auch bei jeder beliebigen anderen Alltagstätigkeit ausführen, zum Beispiel beim Fahrradfahren, Geschirrspülen etc. Sei ruhig kreativ bei deinem Start in die Achtsamkeit und mach es dir so leicht und schön, wie du kannst.

Die folgende Übung kannst du sowohl mit jemandem ausprobieren, mit dem du eine sexuelle Beziehung hast, als auch mit einem Freund/einer Freundin. Hier geht es darum, sich gegenseitig zu nähren, indem wir uns bedingungslos annehmen. So wie es Eltern mit ihren Kindern machen sollten, so wie wir es uns alle in unseren Herzen ersehnen, jeder Mensch.

»ACHTSAMKEITSÜBUNG«

Nährende Übung zu zweit

Nehmt euch etwa eine Stunde Zeit, zieht euch in einen angenehm temperierten Raum zurück, in dem ihr ungestört seid und euch entspannen könnt, und macht es euch auf einem Bett oder Sofa gemütlich. Stellt einen Wecker auf zwanzig oder dreißig Minuten, je nach Lust und Laune auch für länger oder kürzer. Dann setzt sich eine/r von euch beiden bequem hin, mit angelehntem Rücken, ausgestreckten und gespreizten Beinen. Suche dir eine Position, in der du die auf dem Timer eingestellte Zeit über entspannt bleiben kannst, und strecke deine Arme in einer willkommen heißenden Bewegung nach vorne. Nun setzt sich die zweite Person mit dem Rücken zum Partner zwischen dessen Beine, lehnt sich behutsam an dessen Brust und Bauch, macht es sich in dieser Position ebenfalls so bequem wie möglich. Lasst das Ganze ohne Worte geschehen. Ihr könnt in dieser Übung davon ausgehen, dass jeder aufs Beste für sich selbst sorgt, könnt also mit eurer Aufmerksamkeit ganz bei euch selbst bleiben. Wenn ihr eure Positionen gefunden habt, besinnt euch auf euren Atem und kommt in dieser Haltung an. Vielleicht fühlt sich diese Art von Nähe ungewohnt und fremd an. Dann erlaube dir, dich langsam damit vertraut zu machen. Entspannt euch – jeder für sich – immer tiefer in euren Körper hinein. Die hinten sitzende, haltende Person lässt sich von ihrer Intuition leiten und legt eine oder beide Hände dort auf den Körper des vorne sitzenden, empfangenen Partners, wo es sie hinzieht, ohne nachzudenken. Vertraue deinem inneren Wissen, es ist da. Halte deinen Partner in einer inneren Haltung von bedingungsloser Annahme und Liebe. Denk daran, dass hier ein kostbarer Mensch in deinen Armen liegt, der alle Liebe der Welt verdient hat. Lass durch deinen Atem, deinen Körper, deine Hände ein großes JA aus deinem Herzen zu diesem Menschen strömen.

Wenn die Zeit um ist, wechselt ohne Worte eure Positionen und stellt euch wieder den Wecker, um die Übung mit vertauschten Rollen zu machen.

Diese Übung könnt ihr so häufig wiederholen, wie ihr mögt und Zeit habt. Wenn ihr zusammen lebt und euch gegenseitig für den Tag stärken wollt, könnt ihr euch auch gegenseitig jeweils zehn Minuten halten und nähren, bevor ihr aufsteht und in den Tag geht. Ihr werdet dadurch im Alltag selbstsicherer und bewusster sein.

> *Achtsame Sexualität beginnt nicht im Bett mit einem Partner/einer Partnerin, sondern zuallererst bei dir selbst, im liebevollen Umgang mit all dem, was du bist und was zu dir gehört!*

Kleine Bestandsaufnahme: Ich und meine Sexualität

Nun lade ich dich ein, dir etwas Zeit zu nehmen und die folgenden Fragen aus dem Herzen heraus zu beantworten. Das hört sich vielleicht erst mal komisch an, ist es aber nicht, es ist nur ungewohnt, weil wir üblicherweise unseren Verstand dafür benutzen würden. Klug, wie er ist, versorgt er uns mit vielen Erklärungen und Aussagen über uns und die Welt, die er irgendwann in der Vergangenheit entwickelt und gelernt hat. Hier hast du die Gelegenheit, etwas Neues auszuprobieren. Lege dir Stift und Papier bereit. Vielleicht unterstützt es dich beim Finden der Antworten, wenn du eine Hand auf dein Herz legst. Lies dir die erste Frage durch und lass Begriffe, Bilder, Farben, Gefühle in dir aufsteigen. Du wirst den Unterschied zu verstandesmäßigen Antworten erkennen. Lass das, was kommt, auf dich wirken und lerne dadurch etwas über dich selbst. Wir sind alle viel mehr als das, was wir von uns kennen. Viele Erinnerungen verstecken sich in unserem Unterbewusstsein. Doch wenn du bereit bist und dich auf den Weg machst, können sie sich langsam zeigen, und du kannst mit dem, was du erkennst, noch achtsamer und mitfühlender mit dir sein.

Dies sind keine Fragen zum Nachdenken, dies sind Fragen an deinen Körper und dein Herz.
Lass dir ausreichend Zeit. Es kann hilfreich sein, pro Frage eine bestimmte Minutenzahl festzulegen und einen Timer entsprechend zu stellen.

Dann spüre die Auflagepunkte deines Körpers auf dem Stuhl, Sofa oder Boden, fühle deinen Körper, lass dich in ihn hineinsinken, gerne mit ein oder zwei tiefen Atemzügen, lies die erste Frage, lass sie auf dich wirken und spüre, was in deinem Körper geschieht. Warte gelassen ab, ob ein Wort, ein Gefühl, eine Erinnerung aus deinem Inneren aufsteigt. Zensiere deine Antworten nicht. Lass sie einfach aus dir herausfallen, so wie sie kommen, und notiere sie dir in Stichworten. Dann gehe entspannt zur nächsten Frage weiter. Wenn es dir zu viele Fragen sind, suche dir die aus, die du gerne beantworten möchtest. Sollten dir andere Fragen in den Sinn kommen, die für dich zum Thema gehören, wunderbar, dann nimm diese.

Achte auch bei dieser Aufgabe auf deine Bedürfnisse, auf das, was dir möglich ist! Ich wünsche dir viel Freude und liebevolle Achtsamkeit von dir für dich!

- Welches Klima herrschte in meiner Kindheit in Bezug auf Sexualität?
- Welches waren meine ersten sexuellen Erfahrungen, welche Erinnerungen habe ich daran?
- Welche Bilder von Sexualität haben meine Eltern bzw. andere Bezugspersonen mir vermittelt? Hatte Sexualität den Klang von etwas Schönem und Genussvollem? Oder von etwas Anstrengendem, Verbotenem, Schmutzigem?
- Welche Bedeutung hat Sexualität heute für mich?
- Was habe ich als Kind und Jugendliche/r über Selbstbefriedigung und Eigenliebe erfahren und gelernt? Waren sie in meinem Umfeld erlaubt? Wurde darüber gesprochen? Gab es Menschen, mit denen ich darüber reden konnte?
- Was denke und fühle ich heute über Selbstbefriedigung und Eigenliebe?

- Erlaube ich mir in der Partnerschaft, Eigenliebe zu leben?
- Wie hat sich über die Jahre meine Beziehung zu meinem Körper entwickelt? Mag ich meinen Körper, mag ich meine Genitalien?
- Habe ich ein Vokabular für meine Sexualität?
- Kann ich mit meinem Partner/meiner Partnerin offen über meine und unsere Sexualität sprechen?
- Was mag ich an mir?
- Was gefällt mir weniger?
- Gibt es etwas, das ich in meinem Leben in Bezug auf mich und meine Sexualität gerne anders hätte?

Achtung: Sobald du in der Übung von Achtsamkeit ein Gefühl von Anstrengung bekommst, bist du auf dem Holzweg! Es gilt: entspannen und nicht anstrengen, Tempo bzw. Druck rausnehmen, beobachten und wahrnehmen, wie der Atem fließt, was die Sinne wahrnehmen, was aus dem Herzen aufsteigt, jetzt in diesem Moment!

Welche inneren Überzeugungen leiten mich?

Wenn wir uns selbst besser kennenlernen, entdecken wir, dass wir uns im Laufe unseres Lebens viele Glaubenssätze und Überzeugungen zu eigen gemacht haben, die unser Denken und Handeln prägen. Diese Glaubenssätze haben wir unter anderem von unseren Eltern, Freunden oder Lehrern übernommen oder aus eigenen Erfahrungen abgeleitet. Möglicherweise sind bestimmte Überzeugungen, die ich irgendwann einmal gewonnen habe, inzwischen gar nicht mehr passend, ich weiß es nur nicht, weil sie mir gar nicht bewusst sind. Wenn ich zum Beispiel als Kind meinem Vater oder meiner Mutter Widerstand entgegengesetzt habe, also »Nein« zu einer elterlichen Forderung oder Meinung gesagt habe, bin ich vielleicht bestraft, gar geschlagen worden. Um diese unangenehmen Konsequenzen in Bezug auf mein Verhalten zu vermeiden, habe ich mir das »Nein«-Sagen sowie eigenständiges Wünschen und Gestalten abgewöhnt. Daraus ist ein Glaubenssatz entstanden: Wenn ich einem anderen Menschen etwas abschlage, Nein sage, vielleicht ein anderes Bedürfnis habe, als er erwartet, muss ich mit schlimmen Folgen rechnen. Deshalb ist es besser, Ja zu sagen, zu schweigen oder mich überhaupt nicht so nah auf einen Menschen einzulassen. Das ist eine Erfahrung, die viele Menschen kennen. Wenn ich mir dieses Glaubenssatzes bewusst bin, erkenne ich möglicherweise in einer sexuellen Begegnung, dass ich meinem Partner/meiner Partnerin, aus der alten Angst des Kindes vor Strafe, nicht ehrlich sage, wenn ich etwas nicht oder anders haben möchte, als es ist. Dies ist eine sehr kostbare Entdeckung! Und sie gibt dir die Chance, im Hier und Jetzt auszuprobieren, wie es ist, auf eine wertschätzende, respektvolle und doch sehr klare Art Nein zu sagen oder etwas anders zu machen, als du es dir selbst bisher erlaubt hast, oder etwas anders haben zu wollen, als du es bisher gelebt hast. Mach es ganz bewusst. Im Alltag gibt es unzählige Möglichkeiten, Dinge anders zu tun, als du sie bisher aus Gewohnheit und aus dem Glauben heraus, dass es genau so sein muss, getan hast. Du wirst staunen, welche Erfahrungen du dir selbst dadurch auch in der Sexualität ermöglichen kannst. Wie viel mehr Lebensfreude und Lust du erfahren kannst, wenn du deine Bedürfnisse, Wünsche und Ideen kennst. Und ich bin sicher, dass dein Partner/deine Partnerin sich sogar sehr freuen wird zu erfahren, womit es dir am besten geht!

Meine Glaubenssätze in Bezug auf meinen Körper

Verabrede dich mit dir selbst und suche dir dafür einen ruhigen Ort mit einem Ganzkörperspiegel, an dem du nicht gestört wirst. Stell dich vor den Spiegel, mit so viel oder so wenig Kleidung, wie es für dich gerade passend ist, und schaue dich an. Verbinde dich mit dem Gefühl des Wohlwollens in deinem Herzen und versuche dich selbst mit diesem liebevollen Gefühl zu betrachten. Dein Körper unterscheidet sich von allen anderen Körpern! Er ist einzigartig. Erlaube dir, dich zu entdecken, zu bemerken, mit welchen Glaubenssätzen du deinen Körper betrachtest und wahrnimmst. Schau zunächst achtsam an, was dir an dir gefällt. Sind es deine Haare, dein Mund, deine Haut, dein Lächeln, dein Lingam, dein Venushügel, dein Mund, deine Hände … Was auch immer es ist, schau es mit Freude und Liebe an. Nun betrachte Stück für Stück deinen restlichen Körper. Die Gedanken, Urteile und Wertungen, die du dabei innerlich hörst oder fühlst, sind völlig in Ordnung, auch sie sind ein Teil von dir. Das Besondere ist, dass du sie jetzt einmal ganz bewusst im Zusammenhang mit dem Betrachten deines Körpers wahrnimmst.

Angenommen, du schaust deine Brüste oder deine Hoden an und bemerkst Gedanken wie »Die sind doch viel zu klein (oder zu groß), die mag ich nicht leiden«, dann nimm sie als etwas, das du von dir in diesem Moment bewusst erfährst. Du beurteilst einen Teil von dir als nicht gut genug für Wertschätzung und damit für liebevolle Zuwendung. Es ist gut, dies zu wissen, damit du ab jetzt damit aufhören kannst, urteilend mit deinem Körper umzugehen, oder es zumindest immer früher merken und dich dann freundlich stoppen kannst. Sage dir sinngemäß, in deinen eigenen Worten: »Okay, so sehe ich aus, ich konnte es die letzten Jahrzehnte nicht ändern und habe mich dafür versteckt, geschämt, zurückgehalten und nicht gezeigt. Wie wäre es, wenn ich mich jetzt, genau so, wie ich aussehe, akzeptiere, wenn ich meinen Bauch, meinen Bizeps, meine Brüste, meine Hoden ganz genau so annehme, wie sie sind, und mich daran freue, dass diese Körperteile zu mir gehören, anstatt es anders haben zu wollen. Davon, dass ich es bis an mein Lebensende weiter anders haben wollte, würde sich ja auch nichts ändern, es würde mir nichts bringen. Da habe ich mehr davon, wenn ich das, was zu mir gehört, anfange kennenzulernen und zu entdecken, wie es sich anfühlt, wenn ich es berühre, streichele, massiere und liebevoll halte.«

Was meinst du? Ist das einen Versuch wert? Nimm dir Zeit, dich immer wieder daran zu erinnern, dass dein Körper – jeder einzelne Teil davon – nichts anderes verdient hat als liebevolle Zuwendung. Denn du bist wie jeder andere Mensch auch, ob dick oder dünn, knochig, faltig, prall und rund oder irgendwo dazwischen, einzigartig und liebenswert! Vollkommen in deiner Unvollkommenheit!

....

Wenn es dir gelingt, dich selbst mehr und mehr anzunehmen, kannst du langsam damit aufhören, beim Sex einen perfekten Körper haben zu wollen. Sobald du immer weniger damit haderst, wie du bist, kannst du endlich deine Aufmerksamkeit auf das lenken, was dir guttut und was nicht! Und je besser du für dich sorgst, desto mehr kann auch dein Gegenüber in der sexuellen Begegnung verantwortlich für sich sorgen. Es ist unmöglich, mit dem anderen unachtsam zu sein, wenn ich eine innere Haltung von Achtsamkeit für mich selbst entwickelt habe. So entwickelt sich eine tiefe, ehrliche und sinnliche Sexualität, die die Verbindung zu dir selbst und deinem Partner/deiner Partnerin stärkt!

Erlauben, was ist

Wann immer bei deinen Übungen oder in der sexuellen Begegnung mit dir allein, zu zweit oder zu mehreren Emotionen aufsteigen, erlaube sie dir, auch wenn es unerwartete, dir unpassend erscheinende oder sogar unangenehme Gefühle sind. Nimm sie wahr und durchlebe sie für einen Moment. Wenn du mit einem Partner/ einer Partnerin bist, kommuniziere die Emotion;

wenn du alleine bist, sieh sie dir genau an und schreibe sie gegebenenfalls auf. Dann konzentriere dich wieder auf deinen Atem, ein und aus, lass ihn fließen von der Nase bis zum Damm. Bei der Frau ist der Damm die relativ kleine Fläche zwischen Yoni-Eingang und After, beim Mann der zwischen Hodensack und After gelegene etwas größere Bereich. Halte keine Emotion fest oder steigere dich hinein, sondern lass sie vorüberziehen wie Wolken am Himmel. Versuche ganz bewusst, dich in dein Gefühl hinein zu entspannen und mit jedem Ausatmen immer mehr Spannung und Wollen loszulassen. Denke daran: Du schaffst gerade den Boden für wahre Ekstase.

Für das Üben von Achtsamkeit sind ohne Frage Aufmerksamkeit und Konzentration notwendig. Das kann uns im Alltag zunächst Überwindung kosten, denn für die meisten von uns ist es sehr ungewohnt, sich auf sich selbst zu besinnen, noch dazu auf liebevolle und wertschätzende Weise, anstatt sich im Versuch, noch effizienter zu sein und noch mehr zu leisten, ganz nach außen zu orientieren. Und Ungewohntes macht erst mal unvertraute Gefühle. Den Körper mit allem, was sich zeigt, wahrzunehmen, auf das Fühlen von angenehmen und unangenehmen Empfindungen zu achten, kann besonders in der Sexualität anfangs Scheu auslösen, weil wir uns dann wirklich nackt zeigen. Uns selbst und eventuell auch einem Partner/einer Partnerin. Wenn vertraute Masken und Verkleidungen fallen, fühlen wir uns erst einmal ungeschützt und unsicher. Sich selbst davon zu überzeugen, nicht innerlich davonzulaufen, wenn sich unangenehme Emotionen in der Sexualität zeigen, ist keine leichte Sache! Ich kann dich nur ermutigen, es immer wieder aufs Neue zu versuchen und dran-, also bei dir zu bleiben. Wenn es zu schwer, zu schmerzhaft für dich ist, wahre deine Grenzen, zwing dich zu nichts und hol dir eventuell therapeutische Unterstützung für diesen Prozess.

Wenn du dich auf die achtsame und liebevolle Selbsterforschung deines Körpers und deiner selbst einlässt, wirst du dich hinterher selbstbewusster, klarer und lustvoller erleben, du wirst dich besser verstehen und mehr Selbstrespekt entwickeln – die besten Voraussetzungen, um größere Lebensfreude, leidenschaftlichere Sinnlichkeit und mehr Lust zu entwickeln.

> Indem ich meine Bewusstheit für meine eigene Situation weite, kann ich auch eine bessere Wahrnehmung in Bezug auf mein Gegenüber entwickeln.

»ACHTSAMKEITSÜBUNG«

Sich liebevoll berühren

Suche dir einen Ort, an dem du ungestört bist. Stelle oder setze dich vor einen Spiegel oder mach es dir ohne Spiegel gemütlich. Beides hat seine Wirkung. Dann konzentriere dich auf den Teil deines Äußeren, deines Körpers, der dir am besten gefällt. Nun denke an etwas oder jemanden, das/der ein besonders gutes und liebevolles Gefühl in dir auslöst. Von diesem Gefühl erfüllt, legst du nun deine Hände auf den Teil deines Körpers, den du magst. Steigere das Gefühl von Liebe und Wärme für diesen Teil von dir so weit, wie es sich für dich gut anfühlt. Bleibe für einige Atemzüge dabei, ohne Anstrengung, entspannt und ruhig. Während du in dem guten und liebevollen Gefühl bleibst, legst du deine Hände jetzt auf einen Teil deines Körpers, der dir weniger gefällt. Lass für einige entspannte Atemzüge die Liebe in diesen noch ungeliebten Teil fließen und erlaube dir, mit dem einverstanden zu sein, was sich zeigt. Manchmal löst diese Übung eine tiefe emotionale Erfahrung aus, weil etwas zum ersten Mal liebevoll berührt wird, manchmal löst die Übung Stress aus, dann erlaube dir, sie in deinem Tempo zu beenden. Du kannst sie natürlich auch mit einem Partner/einer Partnerin ausführen, der/die dich unterstützt, indem er/sie für dich die beiden Bereiche deines Körpers liebevoll und absichtslos hält.

....

Sei behutsam mit dir und lasse dir Zeit bei allem, was du tust. Ob beim achtsamen Atmen oder einer Sinneserfahrung: Mach lieber weniger und sei für einen kurzen, knackigen Moment präsent, statt unter Leistungs- und Zeitdruck viel machen zu wollen.

Gelegenheiten, um Achtsamkeit mit dir zu üben

Unser Alltag ist voll mit Möglichkeiten, Achtsamkeit zu üben – mit uns und unserem Tun. Gönn dir immer mal wieder das Erlebnis, zu spüren, welchen Unterschied es macht, ob du etwas bewusst wahrnimmst oder nicht.

Hier ein paar Anregungen:

- Achtsam duschen
- Kurz innehalten, wenn das Telefon klingelt
- Einen Baum, eine Blume, ein Tier ansehen, als wäre es das erste Mal
- Ein, zwei Atemzüge bewusst atmen, vom Damm zum Herzen und umgekehrt
- Handywecker auf alle 58 Minuten oder für drei- bis viermal am Tag einstellen und beim Klingeln für zwei Minuten wahrnehmen: Wie stehen meine Füße auf dem Boden, was macht mein Atem? Was habe ich gerade für ein Gefühl?
- Den ersten Bissen einer Mahlzeit langsam und bewusst essen
- Einen Moment etwas in der halben sonst üblichen Geschwindigkeit tun
- Eine Minute lang Ohr, Schlüsselbein, Finger oder sonst einen Teil deines Körpers ganz langsam und bewusst berühren und erkunden
- Dir für einen Drei-Minuten-Weg zehn Minuten Zeit nehmen
- Bei allem, was mit dem Körper zu tun hat, soweit es möglich ist, für einige Momente langsam werden
- Dir zu zweit/zu mehreren Zeit nehmen, um langsam zu werden

3

Forschungsreise:
Von Männern und Frauen

Wie Lust entsteht

Während Männer von klein auf in direktem, ständigem Kontakt mit ihrem Lingam stehen – sie sehen und berühren ihn jedes Mal, wenn sie pinkeln – und auch mit ihren Erektionen früh vertraut sind, entdecken Frauen ihre Sexualität später und brauchen länger, um sie zu entfalten, denn sie ist versteckter, geschützter und nicht so offensichtlich.

Auch beim Sex brauchen Frauen häufig wesentlich mehr Zeit als Männer, um vollständig in ihre Lust zu kommen. Das tiefe Gefühl, geliebt und begehrt zu werden, verstärkt die erfüllend gelebte Sexualität einer Frau. Streicheln und Zeit haben sind beim Liebesspiel für die Frau wichtig. Das Gefühl des Geliebtseins kann am ehesten bei Berührungen aufsteigen, bei denen die Brustknospen und die Yoni zunächst ausgelassen werden. Gesicht, Kopf, Schultern, Arme und Oberkörper, der ganze Körper ist empfänglich für die Zärtlichkeiten, die ein Mann geben mag. Die Frau kann unter den berührenden und verwöhnenden Händen, die nicht nur das eine wollen, entspannen und vertrauen. Wenn eine Frau nicht gedrängt wird, wenn sie spürt, dass sie wirklich gemeint ist, Zeit hat, sich fallen zu lassen, und keine Erwartungen befriedigen soll, will sie höchstwahrscheinlich mehr als nur kuscheln.

Männer dagegen reagieren eher auf visuelle Reize. Das heißt, dass sie allein durch Bilder sexuell erregt werden können. Je entspannter ein Mann in sich ruht, frei von Stress und Erwartungen, desto stärker ist sein sexuelles Erleben, desto nährender ist die Sexualität für ihn. Ein Mann mag das Gefühl, dass die Frau ihn will, ihn sieht und seine Berührungen genießt. Er will wissen, wie sie sich fühlt, was sie mag und was nicht, will fühlen, dass er willkommen ist und mit seinen Liebhaberqualitäten geschätzt wird. Männer mögen es, wenn ihr Lingam gesehen und berührt wird, lange bevor die Frau an der Yoni berührt werden möchte.

Unwissenheit über die eigenen Bedürfnisse, die Bedürfnisse des Gegenübers und fehlende Kommunikation über die Sexualität führen zwangsläufig zu

Unsicherheit auf beiden Seiten – und einem nicht ehrlichen Miteinander. In der Folge fühlen sich Männer und Frauen auf einer unbewussten Ebene nicht wirklich angenommen. Frauen empfinden sich als mit ihrer Liebe nicht gewollt, Männer mit ihrem Lingam vom Inneren der Frau nicht willkommen geheißen und nicht in ihren Liebhaberqualitäten geschätzt. Dabei ist genau das für einen Mann sehr wichtig, um seine Freude an der Sexualität in der Tiefe zu erfahren und zu genießen. Das Liebesspiel ist immer ein Wechselspiel zwischen den Partnern. Und solange die Beteiligten mit sich selbst abwertend und unachtsam umgehen, fühlen sie sich auch vom anderen nicht wahrgenommen und in den eigenen Bedürfnissen unverstanden. Bleiben jedoch Mann und Frau authentisch mit ihren wahren eigenen Bedürfnissen, können sie diese kommunizieren und sich damit gegenseitig respektieren. Wünsche und Gedanken können ausgesprochen werden, und schon sind sie mittendrin in der achtsamen Sexualität …

Selbstannahme, Selbstliebe, das Wissen um die eigenen Bedürfnisse, Respekt und Wertschätzung für sich selbst haben ungeahnte Auswirkungen auf unsere gelebte und erlebte Sexualität.

Unser verletzlicher Teil – wo wir Schmerzen speichern

Jeder Mensch, egal welches Geschlecht er hat, trägt einen weiblichen und einen männlichen Anteil in sich. Ich definiere hier die männlichen Aspekte von uns Menschen unter anderem mit: nach außen gehend, zielstrebig, leidenschaftlich, kraftvoll, sich voll Freude in die Welt gebend, fordernd, strukturierend, Rhythmus, hart, aktiv … Weibliche Aspekte definiere ich unter anderem mit: nach innen gerichtet, sich voll Freude hingebend, empfangend, sich öffnend, fließend, strukturlos, Melodie, weich, passiv …

Um in einem harmonischen inneren Gleichgewicht zu leben, sollten wir immer beide Anteile in uns akzeptieren und entfalten. Es gilt nicht, anders zu werden, sondern anzuerkennen, dass in jedem von uns etwas schlummert, das wir uns noch nicht angesehen haben, das aber immer da ist und entdeckt und gelebt werden kann.

> Sage zu allen deinen Erfahrungen, deiner Freude und deinem Schmerz Ja, so wirst du vollständig. Gerade die Anteile von dir, die du besonders stark ablehnst, bergen, einmal richtig angenommen und integriert, oftmals ein ungeahntes Potenzial an Lebensfreude.

Wenn wir unsere Definition von weiblichen und männlichen Anteilen ansehen, bedeutet das, übertragen auf den körperlichen Ausdruck, dass sich beim Mann der männliche Anteil im Lingam ausdrückt und der weibliche Anteil im Herzen. Der Mann verströmt sich in die Welt mit seiner Kraft über seinen Lingam. Am deutlichsten ist dies bei der Zeugung erkennbar: Der Samen geht nach außen in die Welt. Gleichzeitig empfängt der Mann die Welt über sein Herz, seinen passiven, empfangenden Teil, er atmet die Welt sozusagen über sein Herz ein. Bei der Frau ist es genau umgekehrt. Bei ihr drückt sich der männliche, aktive Anteil im Herzen aus und der weibliche, passive, empfangende Anteil in der Yoni. Die Frau verströmt sich über ihre Herz- und Liebesenergie in die Welt und bereichert und gestaltet sie damit. Sie empfängt die Welt über ihre Yoni, wie es bei der Zeugung eines Kindes am deutlichsten wird.

Es fällt mir in meiner Arbeit immer wieder auf, dass sowohl bei Männern als auch Frauen der weibliche Teil der verletzlichere ist und besonders häufig Verwundungen aus der Lebensgeschichte in sich speichert. Schmerz ist wohl immer im empfindsamsten Bereich eines Menschen besonders spürbar. Dort, wo wir viel Ablehnung und Verletzung erlebt haben, bleiben diese Erfahrungen gespeichert, und wir bauen uns einen Schutzmechanismus.

Während Frauen eher ihre Yoni, ihr Lustzentrum zu schützen versuchen, ist es bei Männern eher das Herz, die Gefühlswelt. Frauen kann es schwerfallen, einen guten Kontakt zu ihrer Yoni aufzunehmen und den Kontakt zur eigenen Tiefe zu spüren. Dies hat unterschiedliche Gründe, unter anderem rührt es daher, dass Frauen bei Geburten, unangenehmen ersten sexuellen Erfahrungen etc. nicht selten Traumatisches, sehr Schmerzhaftes erleben, das sich – wenn es unverarbeitet bleibt – auf ihre Yoni und ihr sexuelles Erleben auswirkt. Auch kulturelle Prägungen, durch die viele Frauen im Bereich ihrer Weiblichkeit missachtet und verletzt worden sind, spielen eine Rolle. Welche Frau kennt nicht Sprüche wie: »Fass dich da unten nicht an, das ist schmutzig«, »Vergiss nicht, Männer wollen nur das eine«, »Lass dir bloß kein Kind andrehen«, »Wenn du dich so aufreizend anziehst, bist du selbst schuld, wenn du vergewaltigt wirst«, »Nur Flittchen zeigen ihre Lust«, »Du musst immer tun, was der Mann will, dann ist er friedlich«? Dagegen fällt es den meisten Frauen leicht, ihre Herz- und Liebesenergie zu spüren. In ihrer Fähigkeit zum Fühlen und in ihren Emotionen werden sie von der Gesellschaft in der Regel auch unterstützt und gestärkt. Der Teil der Frau, mit dem sie sich zunächst in der Sexualität zeigen und anerkannt werden möchte, ist daher ihre Liebe, ihre Herzens- und Gefühlswelt. Sie möchte gestreichelt werden, in der Herzgegend, an Hals und Kopf, will achtsam und liebevoll berührt werden. Aus dem Herzen heraus möchte sie sich verströmen, sich verschenken und spüren, dass sie geliebt wird. Wenn eine Frau sich geliebt und geborgen fühlt, entwickelt sie Vertrauen und kann beginnen, mit ihrer Yoni in Kontakt zu kommen, sich zu öffnen.

Beim Mann ist es umgekehrt. Männer haben einen eher guten Spürkontakt zu ihrem Lingam, ihre Triebe und Lustbedürfnisse nehmen sie deutlicher und direkter wahr. Dagegen haben sie in Bezug auf ihre Herz- und Liebesenergie häufig mit Blockierungen und Ängsten zu kämpfen. Ein Grund dafür ist sicher, dass in unserer Kultur Jungs nach wie vor für Gefühle und Emotionen eher verachtet werden: »Ein Indianer kennt keinen Schmerz«, »Reiß dich zusammen und heul nicht«, »Sei kein Schlappschwanz« sind typische Aussagen, mit denen viele Männer groß geworden sind. Kein Wunder, dass sie häufig wenig vertraut mit ihren Emotionen sind, sich in Gefühlsdingen unsicher und gehemmt fühlen und oftmals eine regelrechte energetische Mauer um ihr Herz errichtet haben. Der Teil des Mannes, mit dem er sich in der Sexualität zeigen möchte und anerkannt werden will, ist daher sein Genital, seine Lust. Das Verströmen seiner Männlichkeit will einen Raum, einen Menschen, ein Willkommen spüren, ein bedingungsloses Ja zu seinem Lingam. Fühlt er sich damit angenommen, kann er vertrauen und sich im Herzen, seinem Gefühl, öffnen.

Wo ist mein weiblicher Anteil verwundet?

Nimm dir ein wenig Zeit, um über die folgenden Fragen nachzudenken und herauszufinden, mit welchen Prägungen und/oder Verletzungen dein weiblicher Anteil behaftet ist.

Wenn du eine Frau bist: Wie spürst du deine Yoni? Kennst du Menstruationsschmerzen, Beschwerden im Unterleib und unteren Rücken? Verschließt du dich innerlich, wenn du auf eine bestimmte Weise berührt wirst? Hast du vielleicht Angst, uninteressant für deinen Partner/deine Partnerin zu werden, als »Nutte« abgestempelt oder anderweitig verletzt zu werden, wenn du dich mit deiner ganzen Lust zeigst? Wann entsteht Lust in dir?

Wenn du ein Mann bist: Hast du dich dein ganzes Leben bemüht, »ein ganzer Kerl« zu sein? Hast du einen Zugang zu deinem Herzen? Kennst du körperlichen oder seelischen Herzschmerz? Hast du Angst davor, dich so richtig zu verlieben, weil du dann vielleicht verletzlich und abhängig werden könntest, manipulierbar wärst, deine Autonomie verlieren könntest?

Das Wissen über diese Prägungen bringt uns tiefer in die Selbsterforschung. Durch unseren – ursprünglich aus gutem Grund entwickelten – Schutzmechanismus wird auch unsere sexuelle Lust in ihrem Potenzial ausgebremst, und wir leben dadurch, vermeintlich geschützt vor altem Schmerz, nur einen Teil unserer sexuellen Energie. Wir müssen uns klarmachen, dass die Schutzmechanismen aus der Vergangenheit heute nicht mehr nötig sind, denn wir könnten mittlerweile mit dem alten Schmerz anders umgehen. Die Achtsamkeitsübungen in diesem Buch können dir helfen, dir selbst näherzukommen und damit auch dem Schmerz auf neue Weise zu begegnen. Gerade hinter Bereichen des Schmerzes und der Gefühllosigkeit in dir, die häufig auch schöne lebensbejahende Aspekte mit einschließen, liegt wahre Lebensfreude, findest du dein befreites, ekstatisches Selbst. Die Betonung liegt dabei auf der bewussten Begegnung mit diesen Bereichen, du brauchst nicht in ihnen zu versinken, auch wenn es sich zunächst so anfühlen kann. Hilfreich ist auch hier, mit Neugierde auf dich selbst und der Bereitschaft, mit einem liebevollen Blick die eigenen Mauern und Verletzungen, Bedürfnisse und Fantasien kennenzulernen und anzusehen, auf die innere Forschungsreise zu gehen. Du wirst erleben, wie sich damit deine Selbstwahrnehmung, dein Selbstbewusstsein und dein sexuelles Erleben erweitern und vertiefen.

Gehen emotionale und körperliche Traumata sehr tief, kann es sinnvoll sein, dir für eine bestimmte Phase der Aufarbeitung eine für dich passende professionelle Unterstützung zu suchen.

Die Bereiche, in denen wir Schmerz aus unserer Lebensgeschichte speichern und in denen wir am verwundbarsten sind, versuchen wir logischerweise auch am stärksten zu schützen. Beim Mann ist es das Herz (die Gefühle), bei der Frau die Yoni (die Lust), die häufig unbewusst vor weiterem Schmerz bewahrt werden soll. So kommt es, dass Männer mithilfe von Sex Nähe suchen, während Frauen Nähe brauchen, um Sex haben zu können. Durch liebevolle Achtsamkeit und Anerkennung sowohl der männlichen als auch der weiblichen Kraft kann Vertrauen entstehen und ein erster Schritt hin zum Kontakt und der Öffnung des verletzten Bereichs getan werden.

Auf dem Weg der achtsamen Sexualität haben wir das Ziel, die Verbindung zwischen dem Herzen und den Genitalien wiederherzustellen und die Heilung der Sexualität für Mann und Frau als Individuen sowie in einer Beziehung zu unterstützen. Um dieses Ziel zu erreichen, bedarf es täglich einiger Minuten Achtsamkeit und Aufmerksamkeit, die du dir schenkst! Du bist so wichtig in deinem Leben, vielleicht hast du die Möglichkeit, dir am Tag fünf Minuten zu gönnen. Der ursprüngliche Plan des Menschen sieht vor, dass Sexualität uns Freude, Liebe, Lust und Kraft schenkt. Nur unsere Erziehung und erlernten Vorstellungen von dem, was sein darf und was nicht, hindern uns (noch) daran, voll und ganz in die Freude einzusteigen.

Atemübung für zwischendurch

Da wir aufgrund unserer Lebenserfahrungen häufig unsere Bauchmuskeln anspannen, haben wir dort nicht selten regelrechte Verhärtungen und blockieren damit den freien Energiefluss zwischen Herz und Schoß. Die folgende Übung kann diesen Bereich behutsam entspannen.

Egal wo und wie du in diesem Moment sitzt, liegst oder stehst, lenke für einen Moment deine Aufmerksamkeit auf deinen Atem, beobachte ihn ein bis drei Atemzüge lang, ohne etwas verändern zu wollen, sei liebevoll mit dir. Dann folge im Geiste je ein-, zweimal dem Weg deines Atems von der Nase zur Kehle, von der Nase zum unteren Ende deines Brustbeins, von der Nase bis in die Magengegend, von der Nase bis zum Schambein, von der Nase bis zum Damm. Nur beobachten. Unterstützend kannst du deine linke Hand auf dein Herz legen und deine rechte Hand jeweils an die Stelle, bis zu der du dem Atem folgen willst. Insgesamt sind das acht bis dreizehn bewusste Atemzüge, also nicht mehr als ein, zwei Minuten.

So unspektakulär diese Atemübung erscheint, so wirkungsvoll ist sie auf deinem Weg, dich besser kennenzulernen, achtsamer mit dir und in deiner Sexualität zu werden. Du wirst dadurch beim Sex immer eher spüren, ob dein Atem entspannt ist oder du dich anstrengst. Und je leichter dein Atem durch deinen Körper fließt, desto tiefer und weiter wird dein Lusterleben. Ich werde mir daher erlauben, dich auf den folgenden Seiten immer mal wieder an deinen Atem zu erinnern.

Vielleicht ist diese Übung für dich als Aufwachübung interessant. Lenke beim Aufwachen deine Aufmerksamkeit zu deinem Gesicht, spüre, wie es sich anfühlt, wie sich dein Körper anfühlt, lass deinen Kiefer bewusst locker und nimm dann ein oder zwei tiefe Atemzüge bis in dein Becken hinein, atme dabei geräuschvoll aus. Nun folge deinem Atem wie oben beschrieben. Wiederhole diese Atemübung, sooft du daran denkst und es dir möglich ist. Sobald du ein Gefühl von innerer Anstrengung hast, bist du auf dem Holzweg! Dann gilt: Für einen Moment entspannen und loslassen, beobachten und wahrnehmen, wie der Atem fließt.

Frauen, ihr Herz und ihre Yoni

Stefanies Geschichte

Ich hatte als Kind eine Krankenhauserfahrung, die mich gelehrt hat, mich besser nicht zu stark mit meinem Körper zu identifizieren und möglichst wenig zu spüren. Bis heute halte ich lieber etwas aus, anstatt zu sagen, was ich möchte, oder mich zu wehren. Langsam bekomme ich eine Vorstellung davon, dass achtsame Sexualität erst mal Achtsamkeit mit mir bedeutet. Ich mache morgens tatsächlich die Atemübungen und spüre, wie ich beim Duschen meine seifigen Berührungen anders, intensiver und sinnlicher wahrnehme. Ja, ich fange an, mich bewusster zu sehen, bekomme eine Ahnung von nicht-gefühltem Schmerz und erkenne neue Seiten an mir. Aber wie soll das in der Sexualität mit meinem Mann gehen? Ich will ihn unbedingt behalten, ihn nicht verlieren und ich will, dass ihm der Sex mit mir Spaß macht. Dabei habe ich das Gefühl, dass das Bestehen unserer Beziehung davon abhängt, dass ich es ihm recht mache. Doch ich fühle mich beim Sex manchmal wie taub, spüre wenig Freude, habe zwar ab und zu Lust dabei, empfinde es aber so unbefriedigend, immer dieses Gefummel mit dem Ziel der stets gleichen, z. T. schmerzhaften, anstrengenden Vereinigung. Irgendwie mache ich das alles nur noch ihm zuliebe. Manchmal spiele ich ihm sogar etwas vor. Dabei liebe ich ihn doch. Wie kann ich den Schritt wagen, etwas zu ändern?

Was Stefanie beschreibt, ist etwas, das sehr viele Frauen kennen, die in den 60er-, 70er- oder 80er-Jahren aufgewachsen sind. Sie empfinden ihren Körper als sehr verletzlich, haben aber trotzdem das Gefühl, sich nicht wehren zu dürfen, alles aushalten, durchhalten zu müssen. Diese inneren Überzeugungen sind das Ergebnis ihrer Lebensgeschichte, zeigen aber auch, wie sehr wir in unserer Kultur alles über den Verstand zu regeln versuchen, während der Körper weitgehend wie unbewohnt ist und mit wenig Bewusstheit und Aufmerksamkeit wahrgenommen wird. Indem wir Körpersignale wie zum Beispiel Verspannungen, Bauchschmerzen oder Herzrasen ignorieren oder gar mit Medikamenten ruhigstellen, um weiter zu funktionieren, schützen wir uns unbewusst vor unangenehmen Gefühlen und der Konfrontation mit unserer Erinnerung an alte Schmerzen.

Wie wäre es, wenn du dir jetzt das Versprechen gibst, achtsamer für dein Wohlbefinden zu werden und mutiger, es auch auszudrücken? Zum Beispiel, indem du dich immer, wenn du dran denkst, selbst fragst, ob dir das, was gerade geschieht, gefällt. Ob sich das, was du in diesem Moment erlebst, gut für dich anfühlt. Experimentiere mit deiner Achtsamkeit und frage mal deine Yoni, mal deinen Bauch: »Wie geht's dir gerade?« Lausche auf die Antwort deines Körpers, die sich in Form eines Gefühls, als Bild, Farbe oder Wort in dir zeigen kann (siehe dazu auch die Achtsamkeitsübung unten). Bei allem, was du wahrnimmst, ist es das Wichtigste, dass du das, was du bemerkst, mit Freundlichkeit ansiehst, annimmst und anerkennst. Du brauchst gar nicht ins Tun zu kommen. Alles, was bewusst und liebevoll angenommen wird, verändert sich wie von selbst. Und wenn du mit deinem Partner redest und ihm sagst, dass du etwas Neues ausprobieren, deinen Körper, deine Bedürfnisse besser kennenlernen möchtest und dies mit seiner Unterstützung am schönsten für dich wäre, ist es sehr wahrscheinlich, dass er sich darauf einlässt und dich bestärkt. Denn letztendlich wird auch er dadurch mehr von dir und deiner Lust erfahren.

Ich verspreche mir jetzt ...

mich in den nächsten ... Tagen/Wochen so häufig wie möglich zu fragen, ob mir das, was gerade geschieht, gefällt, und auf meine Yoni und meinen Bauch zu hören.

In Kontakt kommen mit deiner Yoni

Zugegeben, es hört sich erst mal ein bisschen seltsam an, mit deinen Genitalien zu sprechen, ihnen Fragen zu stellen, dich intensiv in sie hineinzufühlen, fast so, als ob du selbst zu deiner Yoni wirst. Doch meiner Erfahrung nach unterstützt diese Übung auf wundervolle Weise die Neuentdeckung und Sensibilisierung der Yoni. Was so häufig mit Scham und Verletzungen belegt ist, darf sich ganz frei und offen zu Wort melden und wird gehört. Was bisher versteckt war, kann sich in seinem ganz eigenen Tempo jetzt zeigen. Mit dem Zauberwort Ja kannst du all das willkommen heißen, was deine Yoni dir erzählt. Die Übung ist anfangs nicht ganz leicht, aber wenn du dich dafür entscheidest, wird sie dir auf dem Weg zu einer achtsamen Sexualität eine große Hilfe sein.

Das könntest du deine Yoni fragen:
- Was hast du dir eigentlich bisher gewünscht?
- Was wünschst du dir heute von mir?
- Fühlst du dich von mir geliebt?
- Fühlst du dich behütet und in deinen Bedürfnissen wahrgenommen?
- Was könnte ich besser machen?
- Was könnte ich in Bezug auf unseren Liebespartner/ unsere Liebepartnerin besser machen?

● Was sollte ich ihm/ihr von dir mitteilen?

Gehe genauso vor wie im Abschnitt »Kleine Bestandsaufnahme: Ich und meine Sexualität« auf Seite 35. Suche dir einen ruhigen, ungestörten Ort, mach es dir bequem und sinke mit deiner Aufmerksamkeit in deinen Körper hinein. Dies hier ist keine Aufgabe für deinen Verstand, sondern für deinen Körper. Er wird dir Antwort geben, ganz sicher! Wenn nicht beim ersten oder zweiten Mal, dann beim dritten Mal! Deine Yoni wird dir deine achtsame Aufmerksamkeit danken.

....

Ich weiß, die achtsame Beschäftigung mit und Erforschung unserer Yoni fällt den meisten von uns erst mal schwer. Wir sind zum Teil so durch unsere Glaubenssätze und früheren Erfahrungen geprägt, dass wir nicht selten auch die Verantwortung für unsere Sexualität den Männern überlassen haben. Zum Glück ist diese Zeit jetzt vorbei, und wir Frauen können in einen wundervollen Kontakt mit unserem erotischen und sexuellen Potenzial kommen. Hier eine Anregung, wie du deine Yoni noch besser kennenlernen kannst:

Meine Yoni

- Setze dich nackt vor einen Spiegel und betrachte dich mit liebevollem Blick.
- Halte deine Brüste und spüre, was du wahrnimmst, ihr Gewicht, ihre Wärme, die Zartheit der Haut, die weiche Rundung …
- Setze dich mit einem Handspiegel so hin, dass du darin deine Yoni betrachten kannst. Schaue zunächst nur und nimm deine Empfindungen, deine Gedanken und Bewertungen wahr.
- Nimm dir etwas Gleitmittel auf die Finger und streiche behutsam über deinen Venushügel und die äußeren Venuslippen, nimm wahr, ob es dir angenehm, unangenehm oder irgendetwas dazwischen ist, betrachte deine Gedanken und Gefühle, nimm dir so lange Zeit, wie es dir gefällt.
- Beginne sehr behutsam mit zarten Fingern, deine Yoni so weit zu entblättern, wie du es magst, schaue sie dir an und fahre mit deinem Finger und Gleitgel die Falten, die Haut, Furchen und Erhebungen nach. Sei neugierig, langsam und sanft. Nimm wahr, was dein Atem macht, welche Empfindungen, Gefühle und Gedanken sich zeigen.
- Wenn schließlich der richtige Zeitpunkt gekommen ist, gleite sehr langsam mit einem Finger und ausreichend Gleitgel in deine Yoni hinein. Dein Finger bleibt hier

erst einmal still liegen, und du nimmst alles wahr, was sich zeigt.

- Spiele mit deinem Finger in deiner Yoni. Wie fühlt sich die Berührung da oder dort an, welche Empfindung löst eine sanfte oder eine feste Berührung an welcher Stelle aus? Deine Yoni ist tatsächlich eine geheimnisvolle Höhle, die es wert ist, erforscht zu werden. Sie ist magisch schön! Erforsche dich mit diesem Bewusstsein. Beende deine »Expedition« in einem Tempo, das für dich stimmig ist, dann lege dich noch für ein paar Minuten hin, um zu spüren, wie sich dein Körper jetzt anfühlt.

- Nimm dir beim Aufwachen am Morgen oder abends beim Schlafengehen ein paar Minuten Zeit und lege deine Hände auf deine Gebärmutter. Lass mit jedem Atemzug etwas Spannung im Unterleib los und schicke ein liebevolles Gefühl in diesen Teil deines Körpers. Das Gleiche kannst du auch mit deinen Eileitern und Eierstöcken tun.

- Konzentriere dich auf deinen Yonieingang. Beim Einatmen stelle dir vor, dass du Licht durch deine Yoni einatmest. Beim Ausatmen stelle dir vor, wie du das Licht durch dein Herz wieder nach außen fließen lässt.

Je liebevoller du dich dir und deinem Körper zuwendest, desto mehr lernst du dich anzunehmen und entdeckst, was dir Freude macht und was dir nicht gefällt. Dein sexuelles Selbstbewusstsein wächst, und du kannst deine Wünsche immer besser auch deinem Partner/deiner Partnerin kommunizieren. Auch wenn dein Kopf bei der Achtsamkeit auf dich und deine Yoni Störfeuer sendet und du einen starken Widerstand empfindest, bleibe liebevoll mit dir und erlaube dir kleine Schritte. Schreibe dir die Störfeuer-Sätze auf, die dich an deiner liebevollen Selbsterforschung hindern wollen. Je besser du sie kennst, desto früher wirst du sie in Zukunft bewusst wahrnehmen können. Habe Verständnis für diese Glaubenssätze, sie sind aus deiner Biografie heraus entstanden und hatten zum Zeitpunkt ihrer Entstehung ihre Berechtigung, aber die Zeiten haben sich geändert. Irgendwann, wenn du dranbleibst, wirst du an den Punkt kommen, an dem du dich von ihnen befreien und dein Leben anders gestalten kannst. Wo du nicht mehr vor dir selbst weglaufen musst, sondern ganz bei dir bleiben kannst, so wie du jetzt bist. Und genau das macht dich zu einer wundervollen Liebhaberin, egal ob du Sex mit dir allein, zu zweit oder zu mehreren hast.

Manchmal wirst du das Gefühl haben, dass es ewig dauert, bis du dich dir selbst ein Stückchen näher fühlst. Dann wieder wirst du merken, dass du wie ein Phönix aus der Asche steigst und sich wahre Quantensprünge vollziehen. Bleibe liebevoll und geduldig dran, dich tiefer kennenzulernen auf deinem Weg. Mach dir dabei aber keinen neuen Leistungsdruck, sondern orientiere dich an den Schritten, die dir jetzt schon Freude bereiten, so klein sie auch sein mögen. Das zarte Pflänzchen der Selbstliebe und Selbstannahme will gepflegt und gehegt werden, dann wächst es und gedeiht.

Männer, ihr Herz und ihr Lingam

Alexanders Geschichte

Ich denke, ich bin ein ganz guter Liebhaber, na ja, zumindest hat sich noch keine Frau bei mir beschwert. Nach den Gesprächen mit dir wurde mir ein bisschen mulmig zumute. Als Erstes fiel mir auf, dass ich nur ganz selten entspannt bin beim Sex. Ich will es ja gut für die Frau machen und dachte bisher, dass ich mich schon ein bisschen anstrengen muss, um »es zu bringen«. Der Gedanke, mich dabei zu entspannen, gelassen zu werden, nicht mehr dauernd für Action zu sorgen, ist erst mal befremdlich. Wie soll ich denn ohne Anstrengung, z. B. ohne visuelle Eindrücke oder intensive Reibung, eine Erektion bekommen und halten, nicht zu früh kommen, die Frau zum Orgasmus bringen? Ich muss doch vor allem auch zusehen, dass sie zufrieden ist. Wie soll ich da mit mir achtsam sein, während wir miteinander schlafen? Wie ist das gemeint mit Sex ohne Erektion? Kann ich Lust dabei empfinden und meine Partnerin auch? Es scheint, dass

Sexualität viel mehr sein kann, als ich bisher dachte. Die Achtsamkeitsübungen helfen mir, immer mal wieder mit der Aufmerksamkeit zu mir zu kommen, meinen Körper achtsamer zu berühren und wahrzunehmen. Ich spüre, dass ich gar nicht nur das eine will, aber wie es tatsächlich anders sein könnte, weiß ich noch nicht. Was ich weiß, ist, dass ich es mag, wenn sie meinen Lingam ansieht, berührt, beherzt und zärtlich, ihn auch gerne ein bisschen bewundert. Wenn sie ihn wirklich will. Er ist mir der liebste, aber auch herausforderndste Teil meines Körpers. Das ist mir erst jetzt bewusst geworden. Was mir eine riesige Angst einjagt, ist die Vorstellung, dass ich keine Erektion bekomme, nicht ernst genommen und ausgelacht werden könnte. Es wäre schlimm für mich, ein schlechter Liebhaber zu sein. Ich möchte von der Frau wissen, was ihr gefällt, das wäre echt schön. Wenn ich spüre, dass ich nicht auf sie aufpassen muss, sondern mich darauf verlassen kann, dass sie mir sagt und zeigt, was sie mag und was nicht, dann kann ich mich eher entspannen. Bei der Vorstellung, dass eine Frau hinterher sagt, dass der Sex nicht schön für sie war, fühle ich mich schlecht und als Versager. Noch schlechter und mulmiger wird es mir aber bei dem Gedanken, dass sie vielleicht nur aus Liebe zu mir sagt, ich sei gut gewesen, und in Wirklichkeit etwas ganz anderes fühlt und denkt. Was kann ich tun?

Mit dem, was Alexander beschreibt, haben viele Männer zu kämpfen. Irgendwie tappen sie ein bisschen im Dunkeln und wissen nicht so genau, was frau wirklich will. Offen über ihre Unsicherheit zu reden und nachzufragen ist den meisten Männern nicht in die Wiege gelegt. In unserer Kultur sind sie eher die Macher, diejenigen, die Bescheid wissen sollten. Reden und erst recht nachfragen fällt Männern tendenziell schwer, erst recht in Bezug auf sexuelle Gefühle und Bedürfnisse. Mitunter empfinden sie solche Gespräche in erster Linie als anstrengend und nervig. Frauen in ihrer Sexualität zu verstehen ist nicht so leicht, da sie in einigen Bereichen das genaue Gegenteil von Männern empfinden und wollen. Im Grunde genommen passt das von Natur aus sehr gut zusammen, aber wenn man nicht genau weiß, wie, verunsichert und blockiert es häufig. Dazu kommt, dass eine Yoni im Aufbau sehr filigran und geheimnisvoll erscheint und Frauen selbst häufig keinen sensiblen Kontakt zu ihren Bedürfnissen und Genitalien entwickeln konnten. Für Männer ist es von wesentlicher Bedeutung, dass in unserer Kultur hauptsächlich Leistung zählt und das Körperliche und damit auch die Genitalien einfach funktionieren sollen. Als Kinder und Jugendliche durften sie sich außer zum Pinkeln nicht an ihrem Lingam anfassen, mussten Erektionen verstecken, statt sie ganz natürlich zu zeigen. Selbstbefriedigung war nur auf die Schnelle in dunklen Ecken möglich.

Unsagbar peinlich war es, wenn die Eltern Kleidung, Bettwäsche oder Tücher mit Spermaspuren fanden – und das nicht selten mit Sätzen wie »Das tut man nicht«, »Schämst du dich nicht«, »Du Ferkel« kommentierten. Viele Männer fühlen sich schon früh in ihrem ursprünglichen Sein abgelehnt, irgendwie nicht richtig und verschließen aus Angst, verletzt zu werden, ihre Herzen. Gefühle wie Scham, Traurigkeit, Wut, aber auch Leidenschaft, Wildheit und Spontanität bleiben unterdrückt, die natürliche Freude an der Sexualität, der Lust wird zu etwas, das nur noch im Geheimen ausgelebt werden kann. Kein Wunder, dass Gefühle, gerade auch im Bereich der Sexualität, Stress, Leistungsdruck und Unsicherheit hervorrufen.

Wie wäre es, wenn du tiefer in die Entdeckungsreise zu deinen Herzensgefühlen und -wünschen eintauchst? Das bezieht auch die eigene »schamlose« Beschäftigung mit deinem Lingam mit ein. So kann sich dein Herz dir selbst öffnen, können sich Schmerzen und unangenehme Gefühle zeigen – frei von Angst, weil du heute weißt: Ein Mann, der sich verletzt, wütend, traurig zeigen kann, der um seine ureigenen Bedürfnisse weiß, strahlt eine hohe Anziehungskraft auf sinnliche und bewusste Frauen aus. Denn erst im Kontakt mit den eigenen Gefühlen kann ein Mann die wahrhaftige Begegnung mit einer Frau zulassen und seine Sexualität bewusster, angstfreier, sinnlicher, tiefer, ehrlicher und entspannter erleben.

Ich verspreche mir jetzt ...

dass ich für ... Tage/eine Woche all die Gefühle, die ich in Bezug auf mich und meinen Lingam wahrnehme, bewusst anschaue und ohne zu urteilen als einen Teil von mir annehme und respektiere, indem ich innerlich Ja sage zu allem, was ich fühle. Nur ich selbst kann mir diese Akzeptanz schenken, die ich als Kind vielleicht nicht erfahren habe.

»ACHTSAMKEITSÜBUNG«

Mit deinem Herzen sprechen

Kannst du dir vorstellen, dir etwas Zeit zu nehmen, um deine ganze Aufmerksamkeit auf dein Herz zu richten? Dir die Erlaubnis zu geben, all das, was du wahrnimmst, zu benennen und als einen Teil von dir anzunehmen? Deinem Herzen Fragen zu stellen, dich ganz in es einzufühlen? Ich weiß, das hört sich ungewohnt an, aber damit unterstützt du die Verbindung und damit den Energiefluss zwischen deinem Lingam und deinem Herzen. Hör auf das, was dein Herz dir erzählt, und heiße alles willkommen, was sich zeigen will, das Schöne und den Schmerz. Das ist ein Weg zu wahrhaft nährender Sexualität.

Fragen, die du deinem Herzen stellen könntest:

- Was hast du dir eigentlich bisher gewünscht?
- Was wünschst du dir heute von mir?
- Wovor hast du Angst?
- Fühlst du dich von mir geliebt?
- Fühlst du dich behütet und in deinen Bedürfnissen wahrgenommen?
- Was könnte ich besser machen?
- Was könnte ich in Bezug auf unseren Liebespartner/ unsere Liebepartnerin besser machen?
- Was sollte ich ihm/ihr von dir sagen?

Gehe genauso vor wie im Abschnitt »Kleine Bestandsaufnahme: Ich und meine Sexualität« auf Seite 35. Suche dir einen ruhigen Ort, an dem du nicht gestört wirst, setze dich bequem hin und sinke mit deiner Aufmerksamkeit in deinen Körper hinein, horche auf die Antworten, die dir dein Herz gibt. Wenn die Übung beim ersten Mal noch sehr ungewohnt ist und du wenig »hörst«, versuche es ein anderes Mal wieder. Du wirst Antworten bekommen, ganz sicher. Dein Herz wird dir schon allein deine achtsame Aufmerksamkeit danken. Und auch wenn Sätze in dir auftauchen, wie »Ich bin doch kein Weichei, was soll denn dieses alberne Achtsamkeitsgedöns, da kann ich mir ja gleich eine lila Windel um den Hals wickeln und in die Öko-Männergruppe gehen ...«, bleibe dennoch zumindest für eine kurze Zeit dabei, und du wirst erleben, dass sich die Übung lohnt.

Gedanken, Urteile und Wertungen, die du innerlich hörst oder fühlst, sind in der Regel erlernte Glaubenssätze. Sie mögen in deiner Vergangenheit richtig gewesen sein, aber nun ist es Zeit, sie auf ihren Wahrheitsgehalt für die Gegenwart zu überprüfen.

....

Ihr lieben Männer, jetzt kommt ein Thema, von dem mir mein Partner berichtet hat. Viele von euch kennen die Lust auf Sex, auf eine Frau/einen Mann ohne große Beachtung der eigenen Herzensgefühle, bei der es nur um die Befriedigung der vordergründigen Bedürfnisse ihres Lingam geht: Erregung, Erektion, ein bisschen kuscheln, viel Reibung, Ejakulation und fertig. Aber eigentlich doch nicht fertig, denn eine gewisse Leere und Sehnsucht bleibt. Die meisten Männer ahnen, dass es da noch mehr geben muss, wissen aber nicht, wo sie anfangen sollen. Mein Vorschlag ist: Gönne dir stille Momente, in denen du dich auf eine achtsame und bewusste Weise mit deinem Lingam und deinen Wahrnehmungen beschäftigst.

Den meisten Männern sind die mechanischen

Bewegungen bekannt, die Reibung erzeugen, die Eichel des Lingam stimulieren, bis hin zur Ejakulation. Das ist ihnen vertraut und es ist gut, lustvoll und baut Spannung und Druck ab.

Wie wir heute wissen, mindert die ausschließliche, intensive Reibung jedoch die Spürfähigkeit des Lingam (auch der Yoni) und damit das Lusterleben, wohingegen andere Arten der Berührung sie deutlich erhöhen. Als Mann mit einem guten, innigen Kontakt zu deinem Lingam kannst du mit etwas Übung zu einem sensationellen Liebhaber werden, weil du mit ihm die Yoni noch feiner spüren und berühren kannst als mit dem Finger. Ganz abgesehen davon, dass du mit deinem erhöhten Lusterleben und als aufmerksamer Liebhaber viel mehr Zeit, Liebe und Achtsamkeit in die sexuelle Begegnung bringen wirst. So kannst du einer Frau den Raum für ihr leidenschaftliches Potenzial schenken und aufrechterhalten, ohne dabei selbst unter Stress oder Leistungsdruck zu geraten. Je empfindsamer und feiner du im Kontakt mit deinem Lingam bist, desto weniger kann es zu Erektions- und Ejakulationsproblemen kommen. Im Gegenteil, deine Erektionsfähigkeit steigert sich, und deine Ejakulation findet genau dann statt, wenn du und deine Partnerin/dein Partner euch das wünscht. Du wirst in der Lage sein, alles viel besser zu dosieren, kannst dich zurücknehmen, deine Lust in deinem Körper sich ausweiten lassen und viel bewusster wahrnehmen, was für dich gut und was möglich ist. Im Gegensatz dazu sind potenzsteigernde Pillen nichts anderes als ein Betäubungsmittel für die Spürfähigkeit des Lingam, sie führen zu einer chemisch verursachten Erektion, die das Empfinden im Lingam auf Dauer immer weiter reduziert. Ganz abgesehen von anderen, teils erheblichen Nebenwirkungen. Solche Mittel stumpfen die Sinne ab und bringen dich in eine Abwärtsspirale, während Achtsamkeit dir dabei hilft, deinen Lingam besser kennenzulernen und dein Empfindungsvermögen auszuweiten. Die folgende Übung gibt dir ein paar spielerisch gedachte Impulse dazu.

»SELBSTERFORSCHUNG«

Mein Lingam

Nimm dir eine Auszeit von vielleicht einer Stunde, es reichen aber auch ein paar Minuten, und zieh dich in einen Raum zurück, in dem du vollkommen ungestört bist. Mach es dir dort gemütlich und warm, sodass du, ohne zu frieren, nackt sein kannst. Spüre, wie du die folgenden Berührungen wahrnimmst und was in deinem Körper geschieht:

- Nimm deinen Lingam in die Hand und halte ihn nur. Fühlst du mehr die Wärme deiner Hand oder eher das Gehaltensein?
- Vertiefe deinen Atem. Lass ihn tiefer in deinen Beckenraum fließen, ohne dass du dich dabei anstrengen musst.
- Drücke und halte deinen Lingam;
- gib ihm einmal eine sanfte und einmal eine feste Druckmassage;
- streichle ihn ganz zart, lasse keinen Bereich deines Lingam aus und halte immer wieder inne, um deinem Gefühl nachzuspüren;
- halte deinen Lingam an der Spitze und schaukele, lass ihn in deiner Hand vibrieren;
- probiere selbst aus, was es noch anderes gibt als Reibung.
- Ertaste die verschiedenen Regionen deines Lingam: Eichelspitze, Harnröhrenöffnung, Eichelhaut, Eichelrand, gesamter Schaft … nimm Kontakt auf.
- Bleib mit deiner Konzentration beim Spüren;
- hole dich immer wieder liebevoll mit ein oder zwei achtsamen Atemzügen zurück, wenn du merkst, dass deine Gedanken, deine Aufmerksamkeit abschweifen.
- Schau ganz genau, was in dir geschieht, wenn du dich auf die eine oder die andere Art berührst: Breitet sich zum Beispiel Wärme im Unterleib aus, geht ein Schauer bis zu deinen Füßen? Oder spürst du nichts, nimmst mehr deine Gedanken wahr und fragst dich, was der Quatsch soll?
- Lass über die Berührung sich Erregung im Körper

aufbauen und wieder abflauen, wie im achtsamen Liebesspiel, frei von Druck, etwas leisten zu müssen.

- Was geschieht, wenn du die Stimulation veränderst?
- Bist du zielorientiert und willst unbedingt kommen?
- Kannst du in diesem Moment die Stimulation abbrechen, dich auf deinen Atem konzentrieren? Wo nimmst du das Gefühl, das sich ausbreitet, in deinem Körper wahr?
- Nach einer Zeit der Achtsamkeit für deinen Lingam kannst du deine Aufmerksamkeit auf dein Herz richten und für einige Atemzüge eine gedankliche oder bildliche Verbindung zwischen deinem Lingam und deinem Herzen herstellen. Du kannst zum Beispiel in deiner Vorstellung mit dem Herzen einatmen und mit dem Lingam ausatmen. Dadurch bekommst du eine noch tiefere und innigere Verbindung zu dir und auch zu einer Partnerin/einem Partner.

Sei neugierig und bleib dran. Ich weiß, es kann echt schwer sein, aus den gewohnten Bahnen auszusteigen und die Frustration auszuhalten, die sich manchmal einstellt, wenn wir etwas Neues ausprobieren.

....

4

Achtsam Liebe machen

Eine große Herausforderung ist es für die meisten von uns, achtsam zu bleiben, wenn wir mit unserem Partner/unserer Partnerin zusammen sind. Was allein mit sich ganz gut funktioniert, ist zu zweit oder mehreren deutlich schwieriger. In der sexuellen Begegnung mit anderen erhalten wir ununterbrochen so viele Eindrücke und Impulse, dass es einige Übung braucht, um gleichzeitig wahrzunehmen, was bei einem selbst los ist. Und doch möchte ich dich genau dazu einladen – nämlich alles, was du bisher geübt und erfahren hast, in das sexuelle Zusammensein mit deinem Partner/ deiner Partnerin hineinzunehmen und auszuprobieren. Das könnte zum Beispiel so aussehen, dass ihr einfach einmal still miteinander im Bett liegt, euch in die Augen seht und dabei die Wahrnehmung auf den eigenen Atem richtet. Nach einigen Minuten kannst du achtsam wahrnehmen, welchen Körperteil du gerade am intensivsten spürst.

Atme in ihn hinein und beobachte, was geschieht. Wenn du Anspannung und Anstrengung fühlst, schicke ein oder zwei tiefe Atemzüge in dein Becken und entspanne – wenn möglich – bewusst deine Muskeln. Nehmt euch Zeit für das, was sich gerade zeigt, und nehmt es in euer Liebesspiel mit hinein. Schenke dir selbst, während ihr euch zärtlich berührt, euch vereinigt oder umarmt, immer wieder Momente der Achtsamkeit. Wenn ihr ausprobieren möchtet, wie es ist, miteinander in Stille auf die inneren und äußeren Signale zu achten, stellt euch einen Timer auf fünf oder zehn Minuten. Es ist leichter, sich für eine begrenzte Zeit voll und ganz auf die Achtsamkeit für sich selbst zu konzentrieren, um dann wieder loszulassen und miteinander in der Lust zu fließen.

Sprecht über eure Wünsche und Bedürfnisse. Lass deinen Partner/deine Partnerin wissen, dass sich nichts von dem, was du sagst oder tust, gegen ihn/sie richtet, sondern du mit seiner oder ihrer liebevollen Präsenz üben möchtest, deine Bedürfnisse und Empfindungen offen auszusprechen, für dich einzustehen und so einen innigen Kontakt zu dir und zu ihm/ihr zu finden. Seid ehrlich miteinander, egal ob sich Unsicherheit, Freude oder Traurigkeit zeigt, Ängste oder Bilder aufsteigen. Bleibt achtsam und authentisch, dann kann sich etwas Neues entwickeln. Wenn ihr euch bewusst seid, dass jeder von euch auf einer eigenen sinnlichen Entdeckungsreise ist, könnt ihr euch durch liebevolle Achtsamkeit und Annahme all dessen, was sich zeigt und was ist, gegenseitig stärken. Je aufmerksamer, liebevoller und großzügiger du mit dir selbst bist, desto mehr kannst du es auch für andere Menschen sein!

> In achtsamer und spielerischer Haltung gelebte Sexualität weckt sowohl in Männern als auch in Frauen das kraftvolle, kreative und lebendige Potenzial und die Lebensfreude, die in jedem Menschen angelegt sind.

Körperpflege: Für dich und mich

Körperhygiene ist nicht nur ein Akt des Respekts und der Fürsorge für dich selbst, sondern auch für die Menschen, die dir nahe kommen. Es braucht dafür weder Chemie noch synthetische Düfte. Mit einem gepflegten Körper machen wir uns das Leben leichter, sinnlicher und schöner – und wir sind eine Einladung an die Welt und an die Liebe. Aus Erfahrung weiß ich, dass das Thema in vielen Partnerschaften eine Rolle spielt, aber oft aus Angst, dem anderen wehzutun, nicht angesprochen wird. Dabei ist es vielen Menschen gar nicht bewusst, dass sie zum Beispiel Mundgeruch haben, und sie sind letztendlich froh, darauf aufmerksam gemacht zu werden und Abhilfe schaffen zu können. Wichtig ist nur, dass du dein Anliegen auf wertschätzende und klare Weise vorbringst, ohne dein Gegenüber zu verletzen.

Hier die Basics für einen ansprechenden Körper – für dich und deine/n Liebespartner:

- Alter Schweiß riecht wenig appetitlich, dagegen ist ein frisch geduschter, seinen ureigenen, wunderbaren Duft verströmender Körper für die meisten Menschen in fast allen sinnlichen Situationen höchst einladend.

- Mit ungepflegten langen bzw. künstlichen Fingernägeln kannst du eine Yoni/einen Lingam nicht vollends verwöhnen. Stattdessen können sie der zarten Haut kleine Verletzungen zufügen und Bakterienträger sein.

- Mundgeruch lässt sich mit guter Zahnpflege und Mundwasser beheben, vielleicht auch mit einem Zahnhygiene-Termin beim Zahnarzt. Ein gepflegter Mund ist nicht nur anziehend, sondern hat auch etwas mit Respekt und Achtsamkeit für dein Gegenüber zu tun.

- Ein gepflegter und frischer Genital- und Analbereich macht Lust. Dazu gehören tägliches Waschen, am besten nur mit fließendem Wasser, und das regelmäßige Wechseln der Wäsche. Männer und Frauen sollten darauf achten, die Bereiche am unteren Rand der Eichel, unterhalb der Vorhaut, bzw. zwischen den Venuslippen sorgfältig zu reinigen, genauso wie auch den Analbereich. Intimduschen oder spezielle Waschlotionen sind zur täglichen Pflege nicht notwendig, sie können auf Dauer sogar die natürliche Scheidenflora stören und damit Infektionen begünstigen – ganz abgesehen davon, dass sie den natürlichen und sexuell anregenden Duft dieser Körperregionen überlagern. Dagegen kann eine gut verträgliche basische Duschlotion gerade im Analbereich immer mal wieder sinnvoll sein.

- Nicht zuletzt wirken gut gepflegte Füße anziehend. Dabei kannst du schon die Fußpflege selbst zu einem sinnlichen Genuss werden lassen: zuerst ein warmes Fußbad, dann die Nägel kürzen und Hornhaut entfernen, zum Schluss eine wohltuende Fußmassage. Letztere eignet sich auch als Partnermassage. Da wir an Füßen und Fußgelenken einige Stellen haben, die in direkter Verbindung zu unseren Genitalien und damit zu unserer Lust stehen, kann eine sinnliche und zärtliche Fußmassage hocherotisch sein.

Kommunikation:
Reden ist Gold

Gespräche sind ein Weg, uns auszutauschen. Mit Worten können wir unsere Bedürfnisse und unsere Gefühle ausdrücken. Wir können Konflikte austragen, diskutieren und sagen, was uns bewegt. In Bezug auf Sexualität sind für die meisten von uns offene und entspannte Gespräche eher selten und ungewohnt. Nicht selten wird Sex als Tabuthema behandelt, ist mit Scham besetzt oder wird mit derben Ausdrücken belegt. In der achtsamen Sexualität ist es daher wichtig, zunächst für sich selbst und später bei Bedarf auch für die Kommunikation mit dem Partner/der Partnerin freundliche Worte sowohl für unsere Geschlechtsorgane als auch unsere Bedürfnisse zu finden. Worte wie Yoni, Scheide, Venuslippen, Klitoris, Perle, Lingam, Penis, Eichel, Vorhaut, Hoden, Drachenperlen, Hodensack und viele mehr gehören nicht zum aktiven Wortschatz eines jeden. Aber wir können üben, genauso natürlich unsere Genitalien zu benennen wie unsere Sinnesorgane. Auch die Gefühle, die mit Lust zu tun haben – z.B. aufgeregt, unsicher, lustvoll, sinnlich, kribbeln, pulsierend, schwindlig, gierig, Hingabe, wollen, zärtlich, geil –, ebenso wie unsere Bedürfnisse wollen ausgesprochen werden. Es kann sein, dass dein Partner/deine Partnerin deine Klitoris oder Eichel nicht so berührt, wie du es gerne hättest. Vielleicht weißt du nicht, wie du es anders haben möchtest, und brauchst zuerst eine Zeit der Erforschung, mit dir alleine oder gemeinsam. Hier können Worte wie: zarter, behutsamer, liebevoller, fester, härter, kräftiger, bleib da, ich will fühlen, was entsteht, halt still … der anderen Person helfen, dich zu unterstützen. Du hast dir vielleicht anhand dieses Buches bereits einiges von deiner Lebensgeschichte, deinen Glaubenssätzen, deinen Ängsten, Bedürfnissen und Freuden erarbeitet. Wenn du mit einem Partner/einer Partnerin verbunden bist und deine Sexualität mit ihm oder ihr erforschen möchtest, ist es wichtig, dass er oder sie mehr von dir weiß. Du kannst ihm/ihr von deiner Vergangenheit und Situationen, in denen du an frühere Erlebnisse erinnert wirst, erzählen. Damit zeigst du dein Vertrauen und dass du Verantwortung für dich übernimmst, und dein Gegenüber wird von dem Druck entlastet, etwas falsch machen zu können. Stattdessen begebt ihr euch auf eine gemeinsame Entdeckung all dessen, was gefällt und was nicht. Das kann jeden Tag etwas anderes sein. Möglicherweise seid ihr gerade im lustvollen Liebesspiel versunken, und plötzlich sagt oder tut einer von euch etwas, das den anderen erinnert, wie er/sie als Kind von den Eltern abwertend oder verunsichernd behandelt wurde. Sobald du eine Unsicherheit oder ein Unwohlsein spürst, kannst du dein Gegenüber mit einem »Stopp« oder »Warte mal« oder in anderen kurzen Worten bitten, innezuhalten und dir damit Zeit zu geben, deinem Unwohlsein für einen Moment nachzuspüren. Die Erfahrung zeigt, dass es meist kaum Worte braucht, wichtiger sind die Zeit und das Vertrauen, die man sich nimmt und schenkt. Erstaunlicherweise bedeuten solche Momente des Innehaltens nicht das Ende des Liebesspiels, wie man vielleicht denken könnte. Im Gegenteil: Die präsenten, achtsamen Augenblicke mit dir selbst, in den Armen eines Partners/deiner Partnerin, bewirken vielmehr, dass die Lust größer wird. Das Vertrauen in dich selbst und in dein Gegenüber wächst und damit auch Entspannung, Hingabe und die Tiefe und Intensität der Lust.

Unterhaltet euch auch außerhalb des Bettes über eure Lust und euer Liebesspiel. Sprecht über eure Bedürfnisse, Ängste, Fantasien und Unsicherheiten und alles, was euch wichtig ist. Vielleicht gibt es eine bestimmte Berührung deines Partners/deiner Partnerin, die dir zu fest, zu zart, zu monoton oder gar unangenehm ist? Auch wenn du jahrelang nichts dazu gesagt hast – erlaube dir jetzt, es auszusprechen. Wichtig ist, dass du immer wertschätzend und liebevoll mit dir selbst und deinem Gegenüber bleibst und keiner den anderen absichtlich verletzt oder etwas Unangenehmes in ihm auslöst. Seid euch bewusst, dass jeder seine persönlichen Themen und seine eigene Wahrnehmung hat und es nicht darum geht, dem anderen zu signalisieren, dass er etwas falsch macht, oder ihn anzugreifen. Stattdessen wollt ihr euch gegenseitig unterstützen und lernen, eure Sexualität von Scham, Tabus und Unsicherheiten zu befreien.

Dafür braucht es Mut, und es ist schön, wenn wir mit jemandem Hand in Hand und uns gegenseitiger bestärkend diese Schritte gehen können. Lasst euch nicht entmutigen, wenn es am Anfang nicht so ist, wie ihr es euch wünscht, bleibt dran, bleibt absichtslos und genießt alles, was schön ist, aber seid auch bereit, das anzunehmen, was erst mal unangenehm erscheint. Es gibt so viel zu erleben: Tasten, Atem, Küsse, Umarmen, Stöhnen, verschwitzte Haut, Herzklopfen, Erregung, Zärtlichkeit, Lachen, aber auch: Weinen, Gefühllosigkeit, Schmerzen, Ängste, Langeweile und vieles mehr. Alles kann gemeinsam bewusst durchlebt und angenommen werden und wird sich im Licht dieser

Annahme von ganz alleine wandeln. Je besser du dich kennst, desto mehr vertraust du dir selbst und damit dem Liebesspiel.

Wenn du diesen Weg im Moment ohne Partner/in gehst, kannst du dir entweder in lauten Selbstgesprächen oder auf dem Papier deine Ängste und Unsicherheiten, deine Lust, deine Bedürfnisse und Fantasien und all das, was dich bewegt, mitteilen. Oder du besprichst diese Themen, die vielleicht auch vergangene Partnerschaften reflektieren, mit einem lieben, vertrauten Menschen, einem Freund, einer Freundin, vielleicht im gegenseitigen Austausch. Je klarer und bewusster du mit dir selbst bist, desto liebevoller lebst du deine Sexualität mit dir. Wenn du jemanden hast, mit dem du über Sexualität reden kannst, ist das eine schöne Gelegenheit, mit ihm oder ihr Gespräche über Intimes zu üben. Wenn du dir einen neuen Partner wünschen solltest, kann er/sie dir eher begegnen, wenn du durch deine veränderte, jetzt achtsame Sexualität erotisches Selbstbewusstsein ausstrahlst und genauer weißt, was du willst.

Je besser du deine Sexualität kennst und je selbstbewusster du sie lebst, desto tiefer wird deine Lust und desto intensiver deine erotische Ausstrahlung.

Frauen trauen sich oft nicht zu sagen:

- Ich habe dir Orgasmen vorgespielt.
- Mir geht das häufig viel zu schnell.
- Ich möchte öfter mal Zärtlichkeiten mit dir austauschen, ohne gleich miteinander zu schlafen.
- Wenn ich mich geliebt fühle und deine Zärtlichkeiten mich nähren, habe ich viel Lust.
- Ich hätte gerne häufiger Sex.
- Ich möchte liebevoll, kundig und sicher von dir geführt, genommen werden.
- Ich habe Fantasien …
- Ich fühle mich frustriert von unserem Sex.
- Ich will dich auch mal unterwerfen.

Männern fällt es oft schwer zuzugeben:

- Ich hab beim Sex Macht- bzw. devote Fantasien.
- Ich weiß gar nicht genau, wo was bei dir ist.
- Ich fühle mich unsicher.
- Ich möchte mich auch mal anlehnen.
- Manchmal möchte ich einfach mal sofort loslegen, ohne das ganze anstrengende Vorgeplänkel.
- Ich will auch mal von dir rangenommen werden.
- Ich bin geil.
- Ich will beim Sex Dampf ablassen.

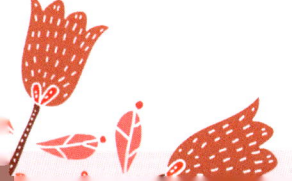

> Traue dich auszusprechen, was dich bewegt. Du wirst damit auch deinem Partner/deiner Partnerin Mut machen, dir ebenfalls offen und ehrlich zu sagen, was er/sie sich wünscht.

Wenn dir bislang die richtigen Worte fehlen, um deine bzw. die Genitalien deines Partners/deiner Partnerin zu benennen, hier ein paar Begriffe:

- Yoni – Scheide – Vagina – Lustschloss – Höhle
- Venuslippen – äußere und innere Blütenblätter
- Venusknochen – Liebesknochen – Venushügel
- Klitoris – Kitzler – Clio – Perle
- Klitorisschenkel (von der Perle ausgehend, tief ins Innere des Beckenbodens bis zum Damm hinunter verlaufend)
- Gebärmuttermund
- Gebärmutterhals
- Eileiter
- Eierstöcke
- Lingam – Penis – Glied – Zauberstab – Schwanz
- Peniswurzel

- Penisschaft
- Eichel – Schildkrötenkopf
- Hodensack
- Hoden – Eier – Drachenperlen
- Vorhaut
- Frenulum – Bändchen
- Samenleiter
- Harnröhre
- Prostata

Ekstase:
Das Geheimnis des Nichttuns

Den Begriff Ekstase möchte ich unbedingt genauer erklären, weil er oftmals mit vielen Glaubenssätzen, aber wenig eigener Erfahrung besetzt ist. Mit dem Wort verbinden sich die unterschiedlichsten Vorstellungen: von wilden Orgien, Rauschzuständen über Kontrollverlust und wilde Leidenschaft bis hin zu größtmöglicher Begeisterung. Tatsächlich hat Ekstase mit alledem etwas zu tun. Das Wort kommt aus dem Griechischen und bedeutet so viel wie »außer sich geraten«, »rauschhafter Zustand, in dem das Unbewusste wirkt und alle bewussten Gedanken ausgeschaltet sind«. Die meisten von uns verbinden Ekstase mit körperlicher Liebe. Doch wie können wir in diesen Zustand geraten, der so unbeschreiblich intensiv, kraftvoll und ganz anders ist, als wir es üblicherweise kennengelernt haben? Meine Antwort mag dich überraschen: Außer sich geraten, Ekstase erleben, entsteht meiner Erfahrung nach tatsächlich aus der vollkommenen Absichtslosigkeit, dem »Nichttun«, »Nichtwollen«, dem wachen Spüren von allem, was ist. Wenn ich frei von Erwartungen bin, frei von Ideen und Vorstellungen, wie etwas sein sollte, frei von Bildern, wie sich etwas für mich anfühlen sollte, wie etwas geschehen müsste, dann kann ich mich ganz dem hingeben, was im gegenwärtigen Moment ist – dem Gefühl, der Körperwahrnehmung oder dem Impuls, etwas zu tun. Alles, was sich mir jetzt zeigt, egal was es ist, nehme ich bedingungslos an und fließe mit dem, was in und durch mich oder uns entsteht oder nicht entsteht. Um dies zu erleben, braucht es einen absolut geschützten Raum, in dem ich mich so sicher fühle, dass ich mich ganz fallen und mich treiben lassen kann mit all dem, was ist und was sich zeigen will, es einfach geschehen lassen kann. Ob mit dir alleine oder mit einem Partner/einer Partnerin, in diesem Raum musst du dich willkommen fühlen mit allem, was da ist, unabhängig davon, ob es dir schön oder hässlich, vertraut oder fremd, passend oder unpassend erscheint.

Sich dem überlassen, was passiert

Du kannst diese Übung allein oder mit Partner machen. Sorge in jedem Fall dafür, dass du ungestört bist. Es ist durchaus sinnvoll, einen Timer zu stellen, damit das Sich-treiben- und Fallenlassen einen guten Rahmen hat. Eine Stunde kann eine gute Zeitspanne sein. Willst du länger dabei bleiben, bist du frei, dich dafür zu entscheiden. Stelle das Telefon aus, sorge für eine angenehme Raumtemperatur und einen inspirierenden Raumduft, zünde Kerzen an, richte mit Kissen und Decken ein Lager und lege eine sinnliche Musik auf, die du magst. Dann machst du es dir bequem. Du kannst still liegen, sitzen oder stehen und lauschen, nach innen, nach außen und auf die Impulse deines Körpers. Nimm deine Gedanken wahr, ohne an ihnen zu haften. Lass das, was sich zeigt, fließen, ohne besondere Aufmerksamkeit auf etwas zu lenken. Es kann sein, dass du den Impuls hast, dich zu strecken und zu rekeln, dass Töne aus dir herauskommen, du dich berühren, vielleicht tanzen möchtest, möglicherweise zeigen sich Gefühle, Lachen oder Weinen. Lass sich alles in der Intensität zeigen, in der es gerade da ist. Du brauchst gar nichts zu pushen, dich nicht anzustrengen. Wenn du kurzzeitig von irgendetwas abgelenkt wirst – was ganz sicher irgendwann geschieht und völlig normal ist –, dann kehre mithilfe deines Atems wieder zu dir und deiner Absicht der Absichtslosigkeit zurück, um dich erneut deinem inneren Strom und dem Ausdruck all dessen, was durch dich hindurchfließt, hinzugeben. Wenn du müde wirst und einschläfst, dann ist jetzt eben die Zeit zum Schlafen.

Wenn du diese Erfahrung mit einem Partner/einer Partnerin machen möchtest, solltest du dir ganz sicher sein, dass dieser Mensch genauso mit deiner Ekstase sein will wie du mit seiner. Könnt und wollt ihr euch gegenseitig den Raum geben, einander vollkommen zu vertrauen und bedingungslos zu zeigen? Das ist wichtig! Du kannst dich nur dann wirklich fallen lassen, wenn die Person, mit der du diese Erfahrung machen willst, Wertschätzung und Achtung für sich und für dich empfindet. Wenn ihr euch selbst und einander vertraut, könnt ihr diese intime Situation frei von Angst genießen.

Tiefste Lust und Ekstase entstehen in vollkommener Absichtslosigkeit in einem Raum von Geborgenheit und Vertrauen.

Orgasmus – ganz entspannt

Das Wort Orgasmus leitet sich vom griechischen »orgáō« für strotzen, schwellen, vor Liebesverlangen glühen ab. Für viele Menschen ist der körperliche Orgasmus das Ziel überhaupt in der Sexualität. Trotzdem haben zahlreiche Frauen aller Altersstufen noch nie einen Orgasmus gehabt und denken deswegen, dass an ihnen etwas falsch ist oder sie nicht richtig funktionieren. So kommt es vor, dass Frauen – um sich keine Blöße zu geben – so tun, als ob sie einen Orgasmus hätten. Männer, aber auch lesbische Frauen denken in der Regel, dass sie nur dann gute Liebhaber/innen sind, wenn ihre Partnerin einen Orgasmus hatte, und tun alles Mögliche, um sie dazu zu bringen. Das führt zu Stress und Leistungsdruck auf beiden Seiten und dazu, dass sich beide immer weiter von ihrem Körpergefühl entfernen. Männer befürchten vor allem, zu früh zu kommen, nicht ausdauernd genug zu sein oder einen »Hänger« zu haben.

In der achtsamen Sexualität geht es – wie du inzwischen weißt – darum, sich zu entspannen und bewusst zu spüren. Das heißt auch, die Vorstellung, unbedingt selbst einen Orgasmus zu haben oder dem Partner einen bescheren zu müssen, loszulassen. Stattdessen geht es darum, all das zu fühlen, was gerade ist, es zu erkennen und einzuladen, wirklich anzunehmen, sogar dann, wenn es vielleicht etwas Langweiliges oder wenig Schönes ist. Einfach nur wahrnehmen, was gerade ist. Auf diese Weise öffnet sich der Raum, in dem Ekstase und orgiastisches Erleben möglich werden. Vielleicht entdeckst du ja sogar, dass der Orgasmus nicht das höchste deiner Gefühle ist und es wesentlich mehr lustvolle Empfindungen gibt, als du dir erst mal vorstellen kannst. Sei auch offen für die Möglichkeit, dass uns in der achtsamen Sexualität auch wenig angenehme Gefühle begegnen können und diese es ebenfalls wert sind, gespürt zu werden. Im bewussten Umgang mit Sexualität verliert der Orgasmus an Bedeutung, während gleichzeitig das ekstatische Erleben wie von selbst bunter und variantenreicher werden kann. Das Gefühl, komplett so gewollt und angenommen zu sein, wie wir sind, kann zum schönsten Erlebnis werden. Zu erfahren, dass du richtig bist, mit allem, was ist, es kein Ziel zu erreichen, nichts abzuarbeiten gibt, lässt jede Begegnung zu einem neuen Abenteuer werden. Du und dein Partner/deine Partnerin lernt, euer Zusammensein nicht unter dem Leistungsaspekt zu bewerten, es nicht (mehr) persönlich zu nehmen, wenn es der/dem anderen gerade nicht gut geht. Es gibt kein falsch oder richtig. Indem wir erfahren, dass sich die Gefühle in der Sexualität und in unserer Sinnlichkeit wandeln wie die Wolken am Himmel, von schön in schmerzhaft, von schmerzhaft in neutral, von neutral in ekstatisch usw., können wir endlich wirklich entspannen.

Vereinigung mal anders

Es gibt eine Form der Vereinigung in der Sexualität, die wir alle kennen: Der erigierte Lingam wird in die Yoni eingeführt. Mann und Frau sind sich so nah, wie sie sich körperlich nur sein können. Im Idealfall ist die Yoni weich und weit und feucht und will nichts anderes, als endlich den harten Lingam in sich aufnehmen, ihn umschließen, ihn fühlen, sich von ihm ausfüllen und auf alle erdenklichen Weisen, wie es sich im Liebesspiel entwickelt, berühren lassen. Gleichzeitig will der Lingam ausfüllen, reiben, stoßen, spüren, umhüllt sein, beglücken, in der Yoni tanzen. Mann und Frau genießen die Nähe, die Erregung, die sich im Liebesspiel steigert, beruhigt und wieder hochsteigt – eine der schönen Erfahrungen im Leben. Es gibt stille, sanfte sowie laute, wilde Momente, Lust und Leidenschaft, Nähe und Geborgenheit, Freude und Tränen und noch viel mehr.

Eine weitere Möglichkeit der Vereinigung ist die *weiche Penetration*. Diese Vereinigung ist wie eine Art Meditation oder Achtsamkeitsübung zu zweit, bei der sich Mann und Frau nicht nur körperlich sehr nahe kommen. Du kannst dich mit deinem Partner/deiner Partnerin verabreden, morgens vorm Aufstehen oder am Abend vor dem Einschlafen für einige Minuten die weiche Penetration zu praktizieren.

Stellt euch dafür die Uhr – je nach Lust und Laune – auf fünf, zehn oder mehr Minuten, damit eure Begegnung einen klaren Zeitrahmen hat. Legt euch Kissen bereit, die ihr bei Bedarf als Unterlagen für Arme, Beine, Hüften, Po oder Kopf brauchen könnt. Für die weiche Penetration liegt die Frau auf dem Rücken, der Mann liegt in einem rechten Winkel zur Frau auf der Seite. Beide öffnen ihre Beine und verschränken sie ineinander, indem die Frau ein Bein über den Oberkörper des Mannes und das andere zwischen seine beiden Beine legt – und schon liegen sich Yoni und Lingam direkt gegenüber. Das Ganze nennt sich Scherenstellung und hört sich erst mal kompliziert an, doch wenn ihr es einmal ausprobiert habt, werdet ihr sehen, dass es sich gut und bequem anfühlt.

Polstert euch überall, wo ihr es braucht, mit Kissen. Nun führt die Frau mithilfe von etwas Gleitgel den weichen Lingam in ihre Yoni ein. Dazu kann sie den Lingam unter der Eichel ringartig zusammendrücken, damit etwas Blut in der Spitze gestaut wird. Das macht das Einführen leichter. Es braucht etwas Übung, seid also geduldig, es reicht auch, wenn ihr nur die Eichel einführt. Kommt so tief wie möglich ineinander. Nun konzentriert sich für einen Moment jeder auf die eigene Atmung, auf das Gefühl im eigenen Körper, um dann mit einem liebevollen Blick sein Gegenüber anzusehen. Entspannt euch, bringt eure Becken so weit wie möglich zusammen und umschlingt euch mit euren Beinen. Das Wichtigste bei der weichen Penetration ist, entspannt zu bleiben und sich immer wieder freundlich in die Achtsamkeit zurückzuholen, falls ihr abschweift. Wenn du Anspannung im Becken, in der Yoni, im Lingam, bei der Atmung oder sonst irgendwo spürst, versuche sie mit jedem Ausatmen etwas mehr loszulassen.

Seid miteinander, beobachtet aufmerksam, was in euch selbst vorgeht, und lasst Yoni und Lingam machen. Es geht darum, für eine bestimmte Zeit eure Körper stillzuhalten, um bewusst zu spüren, was passiert. Seid neugierig und freut euch auf das, was sich zeigen wird, atmet tief und bewusst in eure Genitalien hinein und genießt eure Nähe! Eine Erektion ist ebenso willkommen wie das Öffnen und die Lust der Yoni, beides muss aber nicht sein. Langeweile und nichts spüren sind natürlich auch immer mal wieder zu fühlen. Das Ziel ist, das, was in eurem Inneren geschieht, ganz fein wahrzunehmen.

Yoni und Lingam sind energetisch wie Schlüssel und Schloss. Kurz vor der Gebärmutter gibt es einen heiligen Raum. Wenn Yoni und Lingam dort achtsam und bewusst beieinander sind, entsteht ein tiefes, für beide heilsames Strömen durch den ganzen Körper, das ihr mit etwas Übung spüren könnt.

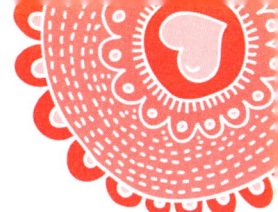

5

Zusammenfassung und Ausklang

Zum Abschluss hier noch einmal die einzelnen Schritte auf dem Weg zu einer achtsamen und erfüllten Sexualität:

- Mach dir deine eigene Geschichte bewusst. Schreibe sie auf und/oder erzähle sie einem vertrauten Menschen. Wenn du in einer festen Beziehung lebst, sprich mit deinem Partner/ deiner Partnerin darüber. Vielleicht ermutigst du dein Gegenüber dadurch, ebenso ehrlich von sich selbst zu erzählen? Danach werdet ihr authentischer mit euch selbst und miteinander sein.

- Entdecke, was dich bewegt und berührt.

- Mach ab und zu ein paar bewusste und tiefe Atemzüge.

- Nimm dir Zeit für dich, wann immer es möglich ist.

- Söhne dich mit dir und deinem Leben aus.

- Sei dir bewusst: Alles, was dazu dient, in einen tieferen Kontakt zu deinem Körper zu kommen, unterstützt eine achtsame Sexualität. Guter Sex fängt bei dir selbst an. Du bist der erste Empfänger/die erste Empfängerin deiner sexuellen Gefühle. Deinem Partner/deiner Partnerin kannst du immer nur das geben, was in dir entstanden ist und gefühlt wird.

- Mach dir klar, dass es menschliche Schwäche und Verwirrung ist, die Sex zu etwas Schmutzigem macht. Lass wieder ein »Liebe machen« daraus werden.

- Entdecke, welche Muster und Glaubenssätze dein gegenwärtiges Verhalten bestimmen.

- Entscheide dich dafür, die als Kind erfahrenen und verinnerlichten Verletzungen als Teil von dir anzuerkennen und jetzt den Schritt in ein eigenverantwortliches, selbstbestimmtes Leben zu machen.

- Beschäftige dich mit deinem Körper, nutze deinen Alltag für Achtsamkeit mit dir und deiner Umgebung.

- Suche dir Gelegenheiten, bei denen du absichtslose, liebevolle Berührungen erfährst, das kann mit Freunden, in einer Körpertherapie oder bei einer Massage sein.

- Gib dir selbst sanfte und liebevolle Massagen einzelner Körperbereiche oder genieße mit einer vertrauten Person eine Partnermassage.

Du hast dich auf den Weg gemacht, einen neuen Aspekt deiner Sexualität zu entdecken, dein Lusterleben zu vertiefen, ihm andere Facetten hinzuzufügen. Solltest du eine kleine Inspiration aus diesem Buch für dich mitnehmen, so freue ich mich sehr. Meine Vision ist es, dass alle Menschen mit ihrer Sexualität im Licht und glücklich sein können, mit allen Varianten und Aspekten, die in Freiheit und im Raum des Vertrauens und der Geborgenheit gelebt werden können. Der Weg dorthin kann phasenweise schmerzhaft sein, doch es ist ein reinigender und heilender Prozess, den du durchläufst. Du wirst authentischer, wenn du dich selbst besser kennst, du entfaltest dein Lustpotenzial immer mehr, und es ist sehr wahrscheinlich, dass dein Partner/deine Partnerin sich dadurch gestärkt und ermutigt fühlt, diesen Weg für sich selbst ebenfalls zu gehen. Es gibt inzwischen viele Möglichkeiten, Unterstützung auf diesem Weg zu finden, falls du oder ihr inspirierende und kompetente Begleitung wünscht. Achte auch hier auf ein stimmiges Gefühl. Prüfe die Angebote, schaue sehr genau hin und vertraue deinen Sinnen. Mit einem Wort: Sei achtsam. Es lohnt sich!

Das Herz steht für Liebe, der Schoß und die Genitalien stehen für Lust. Und wenn die Energie zwischen Herz und Schoß, zwischen Liebe und Lust, frei fließen kann, entstehen Lebendigkeit und Lebensfreude!

Danksagung

Ich danke Gregor Költringer für unsere »Wundervollen« Zeiten und all die tiefen, kostbaren und einzigartigen Erfahrungen. Dieses Buch ist durchdrungen von unserer kraftvollen Liebe und unserem tiefen Forschen auf dem Gebiet der achtsamen Sexualität; es ist auch aus unserem Ringen auf unserem gemeinsamen Weg entstanden.

In meinem Gefühl von Dank bin ich mir bewusst, dass die Menschen, die mir im Schreiben dieses Buches nah waren, Mitschöpfer dieses lebendigen Prozesses sind.

Ich danke von ganzem Herzen Heike Rühmann, der Hebamme dieses Buches, dass es trotz widriger Umstände in die Welt finden durfte.

Ich danke meinem geliebten Ehemann Jörg. Er zeigt mir jeden Tag, was Liebe wirklich ist, mit seinem achtsamen Interesse an mir, nur um mich zu mir selbst zu begleiten, ohne mich verändern oder manipulieren zu wollen.

Ich danke meinen Söhnen David und Yannic für ihre Schönheit, ihre Sensibilität, ihre feinspürige, kreative Art, Mann und Mensch zu sein, jeder auf seine ganze eigene Weise.

Ich danke Michaela Riedl für ihre unerschütterliche Liebe und ihre Inspiration.

Ich danke Carina Eckes und Mark Fox für ihre liebenden Klänge, die immer wieder meine Seele berühren.

Ich danke meinem spirituellen Vater Bernd Leo, der vor über dreißig Jahren den Grundstein der Achtsamkeit in meinem Leben legte.

Ich danke meinen Lehrern Gunter Schmidt und Ulrich Clement für ihre menschenbejahende, wertschätzende und humorvolle Haltung.

Ich danke Heike Mayer für ihre Bereitschaft, dieses Buch zu verlegen, und ihre warme, angenehme, ruhig-klare Unterstützung auf dem Weg dorthin …

Zum Weiterlesen

Anand, Margot: *Tantra: oder Die Kunst der sexuellen Ekstase*, Goldmann Verlag: München 1995.

Christinger, Doris/Schröter, Peter A.: *Vom Nehmen und Genommenwerden: Für eine neue Beziehungserotik*, Piper Verlag: München 2010.

Deida, David: *Du bist Liebe: Männer, Sex und tiefes Liebesglück – ein Ratgeber (nicht nur) für Frauen*, J. Kamphausen: Bielefeld 2008.

Ders.: *Der Weg des wahren Mannes: Ein Leitfaden für Meisterschaft in Beziehungen, Beruf und Sexualität*, J. Kamphausen: Bielefeld 2006.

Long, Barry: *Sexuelle Liebe auf göttliche Weise*, MB Verlag: Witzenhausen 2004.

Müller, Monika: *Heilung durch Tantra*, Trinity Verlag: München 2013.

Richardson, Diane: *Zeit für Liebe: Sex, Intimität und Ekstase in Beziehungen*, Innenwelt Verlag: Köln 2013.

Dies.: *Zeit für Weiblichkeit: Der tantrische Orgasmus der Frau*, Innenwelt Verlag: Köln 2012.

Dies.: *Zeit für Männlichkeit: Mehr Kompetenz in Sachen Sex und Liebe zwischen Mann und Frau,* Innenwelt Verlag: Köln 2011.

Riedl, Michaela: *Yoni-Massage: Entdecke die Quellen weiblicher Liebeslust – sinnlich – energetisch – spirituell*, Hans-Nietsch-Verlag: Emmendingen 2006.

Dies./Becker, Klaus Jürgen: *Lingam-Massage: Die Kraft männlicher Sexualität neu erleben*, Hans-Nietsch-Verlag: Emmendingen 2008.

Lebenshilfe auf den Punkt gebracht

Achtsamkeit hilft uns, mit den Herausforderungen des Lebens geschickter umzugehen – und dabei die kleinen Freuden des gegenwärtigen Augenblicks aus vollem Herzen zu genießen. Die kompakten Pocketguides bieten einen unkomplizierten Einstieg: Eine Fülle an Übungen und Impulsen zeigt, wie sich Achtsamkeit konkret im Alltag umsetzen lässt.

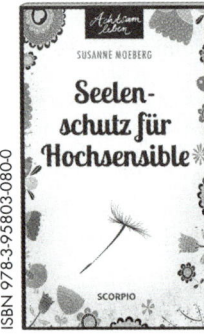

ISBN 978-3-95803-080-0

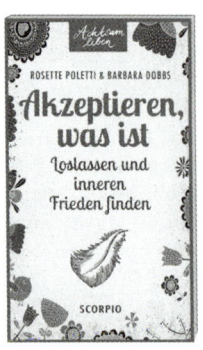

ISBN 978-3-95803-007-7

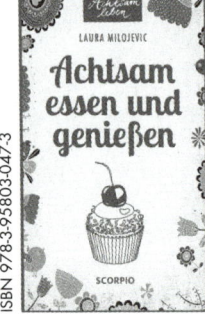

ISBN 978-3-95803-047-3

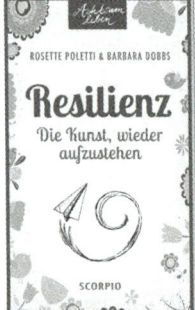

ISBN 978-3-43416-92-3

Weitere erfolgreiche Titel aus der Reihe »Achtsam leben«

»Das größte aller Wunder ist es,
lebendig zu sein. Achtsamkeit ermöglicht uns,
dieses Wunder zu berühren.«

Thich Nhat Hanh

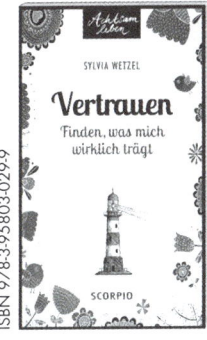

ISBN 978-3-95803-029-9

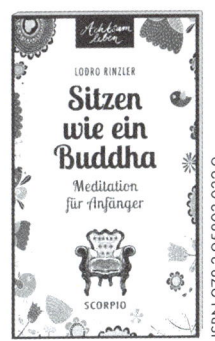

ISBN 978-3-95803-032-9

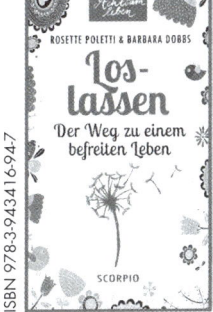

ISBN 978-3-943416-94-7

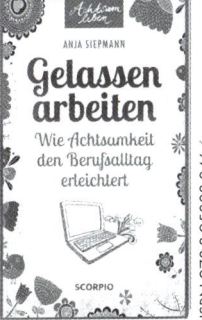

ISBN 978-3-95803-046-6